S'ACCROCHER À UNE ÉTOILE

ANNE-MARIE GRUÉ-GÉLINET

S'ACCROCHER À UNE ÉTOILE

Ainsi va la vie aux Invalides.

Préface d'Emmanuel Macron

COLLECTION **DOCUMENTS**

cherche midi

REMERCIEMENTS

Merci à tous celles et ceux qui, avec patience et détermination, ont participé à la réalisation de ce livre, par leur simple présence, leurs conseils ou leur aide. Je pense en premier lieu à Philippe Héraclès sans lequel il n'aurait pu voir le jour, et à Bernadette Caille pour son indéfectible disponibilité.

Je voudrais remercier plus particulièrement le gouverneur des Invalides Christophe de Saint Chamas et son épouse Agnès, les directeurs successifs de l'INI – le médecin général inspecteur Christian Plotton et le médecin général inspecteur Michel Guisset –, mon médecin, le docteur Frédérique Petit, ainsi que Stéphane Colin, camarade d'infortune pendant mes quelques mois d'hospitalisation, relecteur attentif, qui a coordonné un formidable élan de solidarité autour de la parution de cet ouvrage.

Que chacun trouve ici l'expression de ma profonde gratitude.

Vous pouvez consulter notre catalogue général
et l'annonce de nos prochaines parutions sur notre site :
www.cherche-midi.com

30, place d'Italie
75013 Paris

Mis en pages par Soft Office – Eybens (38)
Dépôt légal : janvier 2020
ISBN 978-2-7491-6361-1

À Philippe.

PRÉFACE

Les Invalides, pour de nombreux Français, c'est avant tout l'un des plus beaux monuments de notre patrimoine architectural avec son esplanade majestueuse, sa solennelle cour d'honneur, son dôme doré et son imposante façade qui s'étire à l'horizontal. Il est bien connu aussi que Napoléon y repose et que les grands hommages nationaux s'y déroulent. Pour le reste, les choses se brouillent parfois un peu dans les esprits car l'hôtel des Invalides est un véritable monument-palimpseste auquel chaque siècle a surimposé des fonctions et des symboliques nouvelles.

On oublie presque qu'il fut d'abord créé pour accueillir, comme son nom l'indique, des invalides. C'est à Louis XIV que nous devons la création de cette institution destinée à offrir un toit et des soins aux militaires blessés ou âgés. Il s'agissait d'être digne des services qu'ils avaient rendus et des sacrifices qu'ils avaient consentis. Cette entreprise charitable était devenue d'autant plus nécessaire que la France était alors très souvent en guerre, avec pour conséquence une cohorte de blessés.

Pour ce grand projet qui devait aussi signifier la puissance et la magnificence de son règne, Louis XIV retient une proposition de l'architecte Libéral Bruant, qui s'inspire des collèges des Jésuites, de la Salpêtrière et de l'Escorial. La première pierre est posée en 1671 et l'hôtel accueille dès 1674 ses premiers pensionnaires. L'église royale et le dôme qui la coiffe, confiés à Jules Hardouin-Mansart, seront, eux, achevés au début du XVIIIe siècle, mais, dès la fin du XVIIe, 4000 personnes vivent aux Invalides.

Dans son testament, Louis XIV écrivait : « Entre différents établissements que nous avons faits dans le cours de notre règne, il n'y en a point qui soit plus utile que celui de notre Hôtel royal des Invalides. » Il poursuivait : « [...] toutes sortes de motifs doivent engager le Dauphin et tous les rois successeurs à soutenir cet établissement et à lui accorder une protection particulière ; nous les y exhortons autant qu'il est en notre pouvoir. » Sa volonté fut faite. L'institution préservée, par-delà sa mort, par-delà les régimes. Elle fut même copiée à l'étranger. Et aujourd'hui encore, le présent ouvrage en témoigne de manière très vivante, l'hôtel des Invalides continue d'accueillir les anciens serviteurs, d'accompagner dans leur reconstruction les militaires blessés en opération, tout en ouvrant aussi ses portes aux victimes d'attentats, meurtries parce qu'elles représentaient la France.

Mais l'institution a aussi évolué au fil du temps, l'histoire la chargeant de fonctions et de significations nouvelles. Les Invalides furent notamment le lieu d'un épisode décisif de la Révolution française : c'est là que le 14 juillet 1789 le peuple est venu s'emparer des fusils qui y étaient entreposés avant d'aller prendre la forteresse de la Bastille.

Après la Révolution, les Invalides deviennent aussi notre panthéon militaire avec la création du caveau des gouverneurs puis avec la conservation des trophées pris à l'ennemi dont certains ornent toujours les voûtes de l'église des Soldats. En 1804, Napoléon y préside la toute première cérémonie de remise de Légion d'honneur. Mort et enterré sur la terre de son exil, à Sainte-Hélène, il est triomphalement rapatrié à Paris et entre aux Invalides le 15 décembre 1840. En 1861, le monumental sarcophage rouge dans lequel il est inhumé est placé dans le cœur même des Invalides, sous le dôme. Sa figure accapare dès lors l'imaginaire du monument. L'hôtel des Invalides était le projet et l'orgueil de Louis XIV, il devient alors l'écrin de la gloire napoléonienne.

De grands chefs militaires de toutes les époques reposent également – ou sont honorés – dans l'église et dans la crypte : Turenne, Kléber, Duroc, Foch, Leclerc, Juin et tant d'autres.

Sous la IIIe République, l'hôtel – qui accueillait déjà les collections des plans-reliefs des villes fortifiées – affirme sa vocation muséographique avec la création du musée de l'Armée en 1905. Puis, après la Seconde Guerre mondiale, le général de Gaulle y établit l'ordre de la Libération et son musée.

Enfin, aujourd'hui toujours, comme hier déjà, c'est en ce lieu, dans sa majestueuse cour d'honneur, que la Nation honore ses héros, morts pour la France au combat, mais également ses grands hommes, qui ont fait rayonner notre pays dans le monde.

En bientôt trois siècles et demi d'existence, l'hôtel des Invalides incarne à la fois nos permanences françaises et notre capacité à nous réinventer. Fidèle à sa raison d'être originelle, il n'a jamais cessé d'accueillir des pensionnaires, comme en témoignent dans ce livre ceux qui y vivent aujourd'hui et dont la Nation prend soin. Et chaque président de la République continue à être le protecteur de cette institution nationale qui accueille et accompagne des blessés militaires et civils. Mais il est également devenu notre panthéon militaire, le lieu des prises d'armes, des adieux aux armes et des hommages de la Nation, ainsi qu'un ensemble muséographique unique en France. Cet ouvrage nous le rappelle : c'est tout cela à la fois les Invalides. Et cet ouvrage nous l'apprend : c'est bien plus encore.

En partant de la vie telle qu'elle va aujourd'hui aux Invalides, avec une puissance d'évocation puisée dans une longue fréquentation de l'institution, Anne-Marie Grué-Gélinet révèle toutes les facettes de l'un de nos plus emblématiques monuments. Cet ouvrage dit tout des destins passés et présents que cet établissement accueille et du dévouement exemplaire de l'ensemble des personnels civils et militaires qui en prennent soin. Car les Invalides sont cette communauté humaine faite de fraternité et de solidarité sise au cœur de Paris. Un lieu de vie, d'honneur et de fierté, où notre histoire continue de s'écrire.

Emmanuel MACRON
Président de la République

1

L'HONNEUR DE LA NATION

Décembre, dans le 7e arrondissement de Paris. Avenues trop larges, trottoirs luisants. Les feuilles de platane, restées collées aux pavés, sont autant de chausse-trapes visqueuses que la piètre marcheuse que je suis – pour le moment – se doit d'éviter soigneusement. Aujourd'hui, je sors. Je quitte le refuge où m'ont accueillie « ceux qui ont blanchi sous les armes ou qui ont essuyé les disgrâces de la guerre » (abbé Pérau, XVIIIe siècle).

Entre les maréchaux Gallieni et Fayolle, la place Vauban fait la roue. À ma droite, tapie dans l'obscurité naissante, la longue façade sud de l'hôtel des Invalides, face B du célèbre édifice tout entier tourné vers la Seine. Au centre, le dôme – merveille de grâce et d'équilibre, triomphe de la beauté classique – est encadré par deux bâtiments bas, étalés sans complexe sur quelque 210 mètres de long et 8 mètres de large, et précédés par des jardins et des fossés, ainsi que par un portail d'accès gardé par les hommes de la force Sentinelle. Presque toutes les fenêtres de l'aile Robert-de-Cotte, à l'ouest, sont éclairées. À gauche de la deuxième cheminée (les chambres avec cheminée distinguaient les chambres d'officiers), je reconnais celle de mon père, désormais pensionnaire de l'Institution nationale des Invalides (INI). J'aperçois le store à moitié baissé et la lumière vive, « pour pouvoir lire ». Je l'imagine, calé dans son large fauteuil en cuir, sous le regard aveugle de la belle Néfertiti du musée berlinois de Dahlem, ses gros dictionnaires de russe et de persan à portée de main. Il se trouve en bonne compagnie : à sa gauche, Georges Lesur, merveilleux de gentillesse et d'optimisme, 17 ans en 1944, ancien du 2e bataillon de choc, ou bataillon Janson-de-Sailly ; à sa droite, il y eut longtemps Yves de Daruvar, hélas décédé. Cet homme, toujours très digne, était le dernier compagnon de la Libération à avoir combattu dans la 2e DB. Un peu plus loin, la frêle Jacqueline Moncorgé aux beaux yeux pervenche, qui s'est engagée sans l'ombre d'une hésitation à l'âge de 21 ans auprès de la délégation de la France libre à New York, mais également les résistants Jean et Geneviève Camus, qui occupent la seule chambre double de l'INI. Sans oublier Kevin Emeneya, 29 ans, un légionnaire du 1er REG au sourire désarmant, atteint en pleine tête par un sniper dans la vallée de la Kapisa, en Afghanistan, Addie F., ancien tailleur déporté à Auschwitz, qui a entièrement tapissé les murs de sa chambre de photos découpées dans les journaux, ou encore Loïc Liber, jeune militaire grièvement blessé par Mohamed Merah. Autant de destins emplis de courage, d'engagement, de coups du sort heureux ou funestes, abrités derrière ces hautes fenêtres qui, depuis l'avenue, me paraissent soudain minuscules.

Mais qui sait tout cela ? Qui sait que Montesquieu voyait en l'hôtel des Invalides le « lieu le plus respectable de la terre » ? Pas les touristes, qui viennent des quatre coins du monde visiter le tombeau de Napoléon, puis qui regagnent leur bus, armés d'un bicorne en carton. Pas les automobilistes qui, pressés, filent dans la nuit en direction de Montparnasse ou de l'École militaire, jetant à peine un regard à ce chef-d'œuvre pur XVIIe siècle que constitue l'église du Dôme dessinée par Jules Hardouin-Mansart. Ce joyau est pourtant la marque la plus éclatante du génie architectural du Grand Siècle : « J'aimerais autant avoir fait cet établissement, si j'étais prince, que d'avoir gagné trois batailles », écrivit l'auteur du traité *De l'esprit des lois*, qui s'y connaissait en institutions. Dès sa construction en 1674, l'hôtel des Invalides fit sensation et devint une source d'inspiration pour les souverains européens. Ainsi, Guillaume d'Orange – pourtant éternel et impitoyable rival de Louis XIV – décida-t-il d'abandonner le château de Greenwich à ses soldats mutilés. La reine Anne d'Angleterre leur fit quant à elle don de sa maison de Chelsea (désormais le Royal Hospital Chelsea, peut-être l'institution la plus proche des Invalides que nous connaissons aujourd'hui). On peut également citer Christian IV du Danemark, Gustave III de Suède, l'empereur germanique Joseph II, ou encore le tsar Pierre le Grand, qui ne put jamais oublier ce lieu, qu'il visita en mai 1717, après avoir salué et pris dans ses bras le jeune Louis XV, alors âgé de 7 ans, au cours d'un voyage destiné à moderniser l'Empire russe. Les récits de l'époque le décrivent arpentant les couloirs d'un pas vif, carnet de notes et crayon à la main, évoquant ici la disposition des salles, tâtant là le pouls d'un mourant...

Comment, en effet, ne pas être fasciné par ce lieu de mémoire et de vie qui a traversé les siècles sans jamais trahir sa fonction première ? C'est sans doute la première chose qui m'a frappée en pénétrant au cœur de cette enceinte bien gardée, le 10 juillet 2017. Dans ce monde où tout doit aller toujours plus vite, où chacun cherche à afficher une vie parfaite sur les réseaux sociaux, les anciens, les ralentis et les éclopés vivant au sein des Invalides font tache. Pourtant, comment ne pas être touché en découvrant, sur des photos accrochées au mur, des visages juvéniles – en noir et blanc ou en couleur –, visages qui témoignent d'un passé plein de fougue et de confiance en l'avenir ? Comment ne pas être ému par l'envie de parler de ces pensionnaires, par la simplicité avec laquelle ils se confient ? Lumière des saisons qui glissent tranquillement, omniprésence du passé, tapi jusque dans les moindres recoins. Derniers compagnons de la Libération, derniers témoins de la Seconde Guerre mondiale, derniers déportés, derniers anciens d'Indochine... Bientôt, la voix de ces témoins directs s'éteindra. Et avec elle, une certaine « connaissance acérée du courage et de la peur [...], cette intimité sournoise avec la mort », comme l'écrivit Andreï Makine dans son magnifique livre *Le Pays du lieutenant Schreiber*, consacré au trop discret Jean-Claude Servan-Schreiber, décédé le 11 avril 2018 à l'hôpital des Invalides, cent ans jour pour jour après sa naissance. Les heures passées aux côtés des pensionnaires ont été d'une richesse et d'une variété peu communes, puisque toutes les générations sont, hélas, présentes aux Invalides. En effet, si le flux des arrivants a bel et bien diminué lorsque les grands conflits dits « classiques » ont pris fin, il est néanmoins loin de se tarir, avec l'accueil de jeunes militaires blessés en opex (« opération extérieure », en langage militaire) ou de victimes des récents attentats.

« Il y a bien quelque chose de magique dans le caractère pérenne de la décision prise par Louis XIV et reprise par Napoléon, qui est d'assumer jusqu'au bout la responsabilité régalienne, explique le général Christophe de Saint Chamas, gouverneur des Invalides. Le président de la République assume ses responsabilités, du déclenchement des opérations jusqu'à la protection des pensionnaires. L'enjeu ici n'est pas la rentabilité. En France, le président est chef des armées, et, à ce titre, il déclare la guerre et accompagne les soldats du début à la fin. Et c'est essentiel. Personne ne se sent le droit de toucher à ces militaires blessés pour la patrie. On ne les abandonne pas. C'est tout aussi important pour celui qui se trouve au sommet de la hiérarchie que pour celui qui s'apprête à s'engager. C'est le même processus. On accompagne le soldat : on le nourrit, on l'équipe, on le forme, on le conditionne physiquement et, s'il le faut, on le soigne et on l'enterre dignement. Voilà ce que sont vraiment les Invalides. » L'Institution nationale des Invalides (INI) assure tous les jours de l'année, loin des projecteurs, l'accompagnement des personnes hospitalisées, des soldats blessés et des victimes de la guerre. Un personnel soignant particulièrement dévoué prend soin de chacun d'entre eux, avec un dévouement et un attachement hors du commun. Il s'agit d'un établissement public sous tutelle du ministère de la Défense qui accueille, à titre permanent, de grands invalides dans l'incapacité de vivre chez eux. Doté d'un centre médico-chirurgical spécialisé dans le traitement des blessés et d'un cercle sportif, il est l'honneur de la Nation, une dette noblement payée par la patrie à ses enfants. Et personne d'autre n'a jamais totalement réussi à copier ce modèle. « Cette institution exprime la pérennité de la reconnaissance des Français à l'égard des blessés et des invalides », nous fut-il expliqué lors d'une récente cérémonie. Et, ainsi que l'écrivit Maurice Druon : « Si le Roi-Soleil crut devoir s'accuser, avant de mourir, d'avoir trop aimé la guerre, on ne peut lui faire reproche, en tout cas, de ne pas avoir assez aimé ses soldats[I]. »

Aujourd'hui, je sors, et je clos le chapitre le plus immobile de ma vie de voyageuse : presque sept mois d'hospitalisation, dont une bonne partie passée aux Invalides. Car, non loin des 80 pensionnaires, se trouvent, dans une autre aile, mais dans le même bâtiment, 80 personnes hospitalisées. On peut donc tout à fait être civil et hébergé aux Invalides. Si un lit est disponible, il suffit de présenter une pathologie prise en charge par l'INI. Un environnement familial militaire aide, c'est certain, mais n'est pas obligatoire. Ainsi, Melody (de son vrai nom Xinhua), une œnologue chinoise victime d'une fracture du bassin à la suite d'une chute de cheval dans le bois de Vincennes, racontait à ses amis la chance qu'elle avait de se retrouver « avec les Français les plus courageux » !

Viennent s'ajouter aux 160 patients les 426 membres de l'équipe médicale, dont 8 seulement sont militaires. Et tout ce beau monde ne cesse de se croiser, de s'apprivoiser, de se retrouver au Foyer – irremplaçable cœur de l'institution –, de se confier parfois, et de s'entraider souvent. Le tout dans un espace-temps différent, un monde un peu secret, bien caché au sein de la cité, puisque, je m'en apercevrai vite avec mes visiteurs, tout le monde ignore ce qui se passe aux Invalides.

I. Préface de l'ouvrage *Histoire des Invalides*, Anne Muratori-Philip, Perrin, 2001.

Un chaman – cousin de Baltan, notre chauffeur – m'avait, depuis sa yourte installée au fin fond d'une banlieue poussiéreuse d'Oulan-Bator, prédit « une année 2017 extraordinaire ». Nous revenions du lac Khövsgöl, au nord du pays, où nous avions roulé sur la glace. Il avait dit bien d'autres choses, mais nous n'avions, mon mari et moi, retenu que celle-là. Il faut dire que nous avions déjà été les témoins de très longues incantations, accompagnées du son du tambour qu'il tenait dans une main, tandis que dans l'autre passaient d'innombrables verres de vodka, probablement censés aider à ouvrir plus aisément les portes d'un « autre monde ». Le très vieil esprit qui s'était finalement emparé de lui s'exprimait... en vieux mongol. Ce jeune homme, qui travaillait dans la fabrique de textile de son père, s'était en effet transformé en un vieillard aux mains tordues et à la voix chevrotante. Sa « prophétie », énoncée quelques années auparavant, se révéla donc parfaitement exacte. L'année 2017 fut extraordinaire, mais pas forcément dans le sens où nous l'avions alors compris. Le diable se cache aussi dans la sémantique. Cette année-là ne s'est pas tout à fait déroulée sereinement. Et c'est polytraumatisée, allongée sur une civière, au cœur du ventre froid d'une ambulance, que j'entre un jour dans cet hôpital un peu particulier, mon mari à mes côtés, le regard rivé au plafond, sans même pouvoir jeter un œil au bel ordonnancement de la façade. Alors que j'apprends, au cours des mois suivants, le parcours des douloureux, des éclopés, je découvre surtout, au 6, boulevard des Invalides, un établissement hors norme : l'Institution nationale des Invalides (INI).

2

POUR LE CAPITAINE CÉSAR, *ALEA JACTA EST*

Le capitaine César vient de fêter ses 32 ans. Il est pensionnaire aux Invalides depuis 2013. Dans la grande salle à manger où il déjeune parfois, non loin de mon père, on s'aperçoit vite que ses amis ont tous plus du double, parfois du triple de son âge. César, c'est une certaine élégance, un regard acéré, beaucoup d'humour, une barbe de hipster et un destin hors du commun. Sa réputation le précède : Polytechnique, École d'application de l'infanterie, mission en Afrique (d'où il revient tétraplégique), major de promo à Sciences po (cursus qu'il suit alors qu'il réside aux Invalides), avant d'intégrer le cours supérieur de perfectionnement des administrateurs de l'Éna… César est taillé pour les défis, ceux qu'il s'impose comme ceux que le destin place sur sa route. Il aurait pu être de ces hommes dont Bigeard disait : « Sachez que les jeunes de votre trempe permettent aux anciens de durer. »

Il est l'un des premiers que je rencontre au cours de mon séjour, d'abord parce qu'il représente les pensionnaires (et qu'il siège au conseil d'administration de l'INI), ensuite parce que sa chambre se trouve à deux pas de la mienne.

Le capitaine César a été blessé au cours de l'été 2012. Il est ensuite resté un mois au Val-de-Grâce, puis une année à Percy, avant d'entrer aux Invalides. «J'ai fait de formidables rencontres à Percy, j'ai tissé des liens forts avec d'autres patients et avec le personnel. Du point de vue de ma rééducation, je leur dois beaucoup. Mais on me couchait à 17 heures. En termes de réadaptation à la vie "normale", c'était moyen... Et puis c'est un hôpital excentré, interdisant les sorties en semaine. Impossible par exemple d'aller au restaurant.» Alors qu'aux Invalides, on peut être sûr de croiser le fauteuil électrique de César un peu partout dans le quartier, à l'École militaire un jour de conférence ou dans les bistrots situés non loin de la rue Cler. Même en hiver, quand après un chaleureux dîner nous l'avions laissé repartir dans une nuit glaciale, sous de gros flocons de neige. «Les Invalides, c'est vraiment le cadre idéal pour commencer à sortir du milieu aseptisé de l'hôpital. Il est par exemple bien mieux d'essayer une prothèse *in situ*, en traversant une rue, en marchant sur des graviers, des pavés, en enjambant les trottoirs... C'est également très bien pour les blessés post-traumatiques (ou victimes de blessures psychiques, également appelées "blessures invisibles"), car ici on peut se réadapter par étapes. On trouve de tranquilles petites cours du côté de l'aile Robert-de-Cotte ; il est, si on le désire, tout à fait possible de ne voir personne. Et puis il y a le Foyer, qui permet de croiser des gens, de s'ouvrir doucement au monde, mais également toutes les aides disponibles sur place, notamment en ce qui concerne la réinsertion socioprofessionnelle. »

Des parents tous deux nés en Algérie. Une sœur aux États-Unis, un frère gadzarts (ingénieur issu de l'École nationale supérieure des Arts et Métiers) passé par Berkeley. Un père qui a effectué son service comme coopérant civil et a longtemps vécu en Afrique, un grand-père sous-officier dans les compagnies sahariennes... Enfant, le capitaine César rêve d'aventure, l'image romantique du méhariste en tête. « Au début, je me suis engagé pour entrer dans la "colo" et sauter sur Kolwezi ! Mon père m'expliquait l'action des militaires français en Côte d'Ivoire à la suite d'une tentative avortée de coup d'État. C'était au moment de la guerre d'Irak, on voyait des images en boucle à la télévision. J'avais alors 15, 16 ans, et j'admirais le savoir-faire des militaires français. J'avais envie de barouder, de sauver des gens, d'évacuer nos ressortissants. Je me voyais dans les forces d'interposition. Et puis je suis entré à l'X, et j'ai découvert les forces spéciales : j'avais enfin trouvé ma voie. »

Survient cette fameuse mission de l'été 2012. Son véhicule se retourne. Grièvement blessé, le capitaine César est sauvé par une chaîne de solidarité exemplaire, de l'infirmier militaire à l'auxiliaire sanitaire qui, sur place, ont immédiatement les bons réflexes, jusqu'au président de la République, qui met à sa disposition son Falcon (parfois réquisitionné pour les « StratEvac », des rapatriements sanitaires stratégiques). Sous anesthésie jusqu'à son arrivée au Val-de-Grâce, le jeune blessé regrettera tout de même de n'avoir pu profiter du champagne présidentiel... Devenu tétraplégique, il est formidablement soutenu par sa famille, ses amis et sa hiérarchie (notamment par le biais de la Cellule d'aide aux blessés de l'armée de terre, Cabat). « Pendant les huit premiers mois, j'ai reçu au moins une visite par jour. Cela m'a donc vraiment fait bizarre le jour où personne n'est venu... Mais, en réalité, je m'étais trompé dans mon agenda ! » avoue-t-il en riant. « J'ai aussi été très soutenu par l'Institution nationale des Invalides. J'étais alors le seul officier lourdement blessé de ma génération. Aussi, j'ai été très souvent sollicité pour témoigner en public, dans les médias. Des rendez-vous auxquels je me faisais un devoir de répondre présent afin de diffuser largement l'idée qu'au-delà des morts, il ne faut pas oublier les blessés. Il n'y a pas beaucoup de jeunes chez les pensionnaires. On m'a beaucoup entouré. » Pudique, César ne s'appesantit jamais sur le terrible coup du sort venu le frapper. Il force même le respect lorsqu'il ajoute : « Financièrement, je n'ai jamais eu à m'inquiéter : je suis logé, je suis pensionné, et les assurances ont joué leur rôle. C'est quand même assez confortable, vu mon état. Je garde contact avec le ministère. Je n'ai aucune inquiétude à avoir professionnellement. Ce n'est pas forcément la même histoire pour certains de mes amis civils... » Pour tenir le coup, il se fixe immédiatement un calendrier, constitué de trois étapes (plus ou moins respectées) : une année de rééducation à l'hôpital militaire de Percy pour se remettre sur pied ; une année à l'INI, afin de se réadapter à la vie courante ; enfin, une année consacrée aux études et à trouver les solutions techniques adaptées à son handicap (ce qu'il a appelé la « version César 2.0 »), tester son autonomie, se reconstruire intellectuellement et se donner les moyens de retrouver un emploi. « Quand j'ai décidé de faire Sciences po, l'INI a dépêché deux infirmières rue Saint-Guillaume, afin de voir comment il était possible de s'organiser.

L'assistante sociale a également été sollicitée pour étudier les différentes options s'offrant à moi concernant les transports... » Un investissement qui valait le coup, puisque l'élève César, après deux belles années à l'École des affaires internationales (PSIA) et une moyenne générale de 16,61, est sorti premier – tous masters confondus – de sa promo en juillet 2016. Ayant « majoré », il a, comme le veut la tradition, été invité à s'exprimer devant ses pairs « sciences-pistes » : un discours que j'ai pu visionner et qui en dit long sur l'admiration que lui portent ses nombreux camarades, mais aussi sur son émotion et les efforts fournis depuis l'accident pour se fondre dans le groupe. « Ensuite, j'ai voulu intégrer un corps de hauts fonctionnaires. Je suis donc devenu stagiaire à l'Éna durant cinq mois. Là encore, l'INI m'a prêté du matériel. Le médecin et l'ergothérapeute ont même fait le déplacement jusqu'à Strasbourg pour passer une journée avec moi. » Le médecin général inspecteur Christian Plotton, alors directeur de l'INI, dirigeait auparavant l'hôpital Percy. Autant dire qu'il connaît bien son patient, qui lui rend hommage : « J'ai un grand respect pour lui. Beaucoup de choses ont été mises en place pour moi, on a vraiment fait du cousu main. Sans le soutien du personnel, je n'aurais jamais pu vivre cette aventure académique. »

D'ailleurs, cette dernière a fait des émules : plusieurs autres pensionnaires ont en effet décidé de reprendre leurs études.

Le capitaine César, insatiable aventurier, se lance un autre défi : sauter une nouvelle fois en parachute. Il le fera en compagnie d'Ida, une blessée des attentats du 13 novembre 2015 et d'une infirmière. Ce saut sera préparé avec l'École des troupes aéroportées de Pau (ETAP) et réalisé à Lille, lors d'une compétition handisport. « On a sauté de 4 000 mètres ! C'était assez dingue, me raconte Laura, l'infirmière. C'était surtout très émouvant pour le capitaine César, ancien para, qui ressautait pour la première fois depuis son accident. Nous avons pu faire trois sauts chacun. Moi qui ai le vertige en me mettant debout sur une chaise… J'ai eu bien plus peur que mes patients ! » Depuis, avec des hauts et des bas, et toute la volonté qui le caractérise, le jeune homme s'acclimate à sa nouvelle vie, « avec vue imprenable sur le dôme », qui ne cesse de l'émerveiller. « J'aime cette maison. Je m'épanouis ici. Elle constitue tout de même la maison mère du militaire blessé depuis 1674 ! J'y vis une véritable expérience humaine. Anciens FFL, résistants, compagnons de la Libération, déportés, combattants d'Indochine, d'Algérie, ou de conflits plus récents : j'ai l'immense honneur de côtoyer ceux que les jeunes de ma génération ne connaissent qu'au travers des livres d'histoire. » C'est afin de tout faire pour les défendre qu'il s'est fait élire représentant des pensionnaires : « Pour moi, c'est un devoir. Je suis tétraplégique depuis sept ans. Je suis le seul officier lourdement blessé de ma génération. J'ai participé à toutes les cérémonies, à toutes les représentations, à toutes les interviews… On m'a beaucoup demandé de témoigner. »

Aujourd'hui, le capitaine César, qui a quitté l'uniforme, possède son propre logement à Paris, qu'il a fait aménager (« lorsque j'y vais, j'ai l'impression de partir en week-end »), mais reste aux Invalides – lieu plus approprié pour les soins quotidiens –, et a réintégré le ministère des Armées à un poste administratif. « Je suis le premier en France à avoir été recruté au titre des emplois réservés dans la haute fonction publique. Le décret date de 1995, mais n'a été utilisé pour cette catégorie de hauts fonctionnaires qu'en mars 2017. C'est comme cela que j'ai pu accéder à l'Éna. J'ai effectué un premier stage au ministère des Affaires étrangères, puis un second au sein de la Cellule d'aide aux blessés de l'armée de terre. » Le jeune homme travaille de façon autonome et doit affronter le doute, la fatigue, le stress, et mille autres complications qu'un valide ne peut tout simplement pas imaginer. Lorsqu'il rentre « chez lui », après une journée de travail bien remplie, il retrouve ses compagnons et voisins : l'un, général, est le créateur du fameux commando Georges en Algérie en 1959, et est considéré comme une « véritable légende » ; l'autre occupe les lieux depuis soixante ans et connaît les Invalides comme sa poche. C'est auprès d'eux qu'il réchauffe son âme.

3

LA COLÈRE D'ÉDITH

Chaque jour, mon emploi du temps me conduit au gymnase. Avant d'y arriver, je passe devant les salles de radiologie, puis le laboratoire de prothèses, où des outils sifflent, vibrent et grincent, selon les heures. C'est un lieu de passage obligé pour tous les amputés appareillés, qui doivent adapter, modifier, faire évoluer leur prothèse au fil du temps. Aux Invalides, il m'est arrivé de croiser dans les jardins une personne d'apparence tout à fait lambda, mais qui était en réalité dotée de quatre prothèses !

L'occasion pour moi de découvrir que l'on a très tôt tenté de réparer les vivants : la première de toutes les prothèses serait mentionnée dans un texte hindou datant de 1500 avant notre ère. Vishpala, une femme amputée après avoir été blessée lors d'une bataille, aurait été équipée d'une jambe de fer. Les Égyptiens étaient eux aussi capables d'appareiller : on a découvert sur la momie d'une femme morte il y a environ trois mille ans une prothèse en bois sculpté se substituant à l'orteil droit. Cette prothèse, composée de trois parties, était maintenue par une gaine en cuir cousu et du textile. Quant aux Perses et aux Romains, ils n'étaient eux non plus pas en reste. En attendant l'heure de l'exosquelette et de l'homme augmenté... Un jour que j'étais un peu en retard pour une séance de kiné, un placard était resté ouvert dans le couloir : un placard rempli de pieds ! Des pieds droits, des pieds gauches, des pieds grecs, des pieds égyptiens, des petits, des grands... De quoi faire marcher toute une armée. La logique aurait voulu qu'il y ait aussi un placard à mains, mais sans doute est-ce là un « outil » trop complexe. Pour rejoindre le gymnase, on passe devant les locaux de l'ergothérapie, discipline assez récente dont j'aurai mille fois l'occasion de vérifier les bienfaits, puis devant les box, tous identiques – sauf celui encore équipé d'une cage à poulie, un oubli des années 1950 ? –, dans lesquels sont alignées des tables de massage. C'est dans cet espace que l'on traite les cicatrices et que l'on trempe dans des bains écossais (alternance d'eau chaude et d'eau glacée), souverains pour faire s'envoler les œdèmes. On dépasse ensuite un tapis de marche, tout un fouillis de déambulateurs, avant d'enfin parvenir au but. Depuis ma chambre – la L18 –, située à l'étage, couloir Quellien, jusqu'au gymnase se trouvant au rez-de-chaussée, cour d'Oran, j'ai dénombré six horloges, aucune par chance n'indiquant la même heure. Cela nous donne, à nous, les faiblards, les claudicants, les fauteuils manuels ou béquillards, un confortable matelas d'une vingtaine de minutes ; un espace-temps différent et compassionnel, autorisant toutes les infirmités et petites faiblesses. Le gymnase, ou « plateau technique », est une vaste pièce inondée de lumière, dotée d'un plafond suspendu à plus de 4 mètres, de hautes fenêtres d'un autre siècle (il faut les changer tous les vingt ans, ce qui coûte une petite fortune, puisque chacune d'elles vaut entre 4000 et 5000 euros) et d'un plancher de bois grinçant.

C'est bien plus qu'une salle de soins. C'est un village au sein duquel chaque thérapeute, généralement épaulé par un stagiaire, travaille avec son patient. On peut donc parfois y trouver jusqu'à 30 personnes, mais les soignants parviennent toujours à maintenir une certaine intimité avec chacun. C'est notre lieu à nous, les hospitalisés, là où l'on débarque un jour en mauvais état, et où, peu à peu, grâce aux efforts d'une merveilleuse équipe de blouses blanches – doigts habiles et regards affûtés –, on se déplie, on s'assouplit, on travaille dur, on se remet debout, on tente s'il le faut d'accepter le handicap. C'est souvent le premier endroit où l'on voit du monde le matin (en dehors des infirmières et des aides-soignants), où l'on retrouve des visages familiers.

On y travaille côte à côte, le plus souvent en musique, on y constate les progrès, les faiblesses. Jour après jour, à force de se tordre, de pédaler, de boitiller, et ce dans des tenues souvent bien peu seyantes, on devient proches. Ni l'âge, ni le milieu social, ni le grade militaire n'ont cours ici. À ma droite, un ancien général libanais, à ma gauche, un jeune gendarme blessé dans un accident de la route. La plupart portent des bas de contention blancs qui leur donnent des allures de page de l'Ancien Régime, chose finalement peu surprenante en ces lieux. Au gymnase, on fait constamment l'éloge de la lenteur. Une personne qui réapprend à marcher doit le faire très doucement, afin de travailler tous ses appuis. Et c'est souvent ce qui est le plus difficile. Ici, on nous enseigne que, pour se soigner, il ne faut rien brusquer, afin de laisser au corps et à la psyché le temps de se remettre. Difficile, lorsque tout va trop vite à l'extérieur, et que l'on aimerait tant être sur pied. Nous connaissons le prénom de chacun des soignants, qui, eux, savent tout de nous : défauts, qualités, failles, potentiel, limites... Élisabeth (vingt-huit ans de maison), Carole, Loles, Pawel, Martine et tant d'autres... « Levez ! », « Plus haut ! », « Plus vite ! », « Résistez ! », « On recommence ! ». Ici, jamais une moquerie, jamais de cynisme, en dépit des moignons dévoilés, des cicatrices, des « straps » colorés sur les muscles douloureux et des démarches peu gracieuses, mais des encouragements ou des félicitations, même pour de minuscules progrès. Et ce de la part des soignants comme des hospitalisés. C'est sans doute ce que les anciens de la maison appellent le « syndrome des Invalides ». Une camaraderie qui s'installe au fil des jours et des saisons. Un esprit de famille qui s'insinue et nous lie bon gré mal gré, en dépit de toutes nos différences. Ici, où chacun vit au rythme de ses cicatrisations, de sa rééducation, de ses progrès, les épreuves et les coups durs abolissent les barrières sociales. On les retrouvera bien assez tôt une fois dehors. En attendant, dans cet espace-temps unique, nous sommes une *band of brothers* – selon l'expression inventée par Shakespeare –, bref, des frères d'armes.

Édith Sebban fait justement partie des patientes les plus souriantes. « Elle est à qui, cette jambe ? » Ici, la question ne fait sursauter personne. Une jeune kiné en blouse blanche fait un peu de ménage autour d'une table de soins. Toujours maquillée, coiffée et vêtue avec goût, Édith, maniant doucement son fauteuil, vient tranquillement récupérer sa prothèse. Elle a 85 ans, mais en paraît 65. Le 14 juillet 2016, à l'heure du feu d'artifice, elle se trouvait avec une amie et la sœur de celle-ci sur la promenade des Anglais, à Nice, sa ville d'adoption. Hélas, c'était aussi le lieu choisi par Mohamed Lahouaiej-Bouhlel pour lancer son camion-bélier sur la foule, tuant 86 personnes, en blessant 458 autres. Le fait est cruel : on parle souvent des morts, mais rarement des blessés. Couloir de Laon, N07 : Édith me reçoit dans sa grande chambre inondée de soleil – « Ils me disent qu'ils m'ont donné la plus belle ! » –, parfaitement équipée par ses soins (portant pour les vêtements, machine à café, bibliothèque...). Pour le moment, elle est toujours dans son fauteuil électrique, mais son objectif est de remarcher le plus tôt possible avec sa jambe artificielle.

« Ce jour-là, nous sommes toutes les trois, bras dessus, bras dessous, et tout à coup je me retrouve seule. Machinalement, je tourne la tête, et je vois ce camion à moins de 2 mètres de moi. Je comprends tout de suite. Alors je m'assieds dans un coin et je regarde le ciel, certaine que c'est fini pour moi. Puis il roule sur mes jambes. » Dans le chaos ambiant, Édith est allongée par des passants. Elle fait une grosse hémorragie, ses jambes sont très abîmées. Un homme essaie de la maintenir éveillée : « Ne vous endormez pas, madame, surtout, ne vous endormez pas, les pompiers vont arriver ! » Édith raconte : « Je me souviens alors avoir vu cet homme déchirer sa chemise pour me faire un garrot. C'est lui qui m'a sauvé la vie. » Son fils, grâce à une association, retrouvera la trace de l'inconnu. Mais il faudra attendre un an avant qu'elle réussisse à décrocher le téléphone pour lui parler : « J'étais trop embarrassée, trop de choses tournaient dans ma tête. Je ne me sentais pas prête pour discuter. Le 14 juillet 2017, jour anniversaire du massacre – jour très difficile pour moi –, j'ai regardé à la télévision les différents hommages organisés par les autorités.

Et j'ai trouvé le courage d'appeler. Je suis tombée sur un homme extrêmement bon, un psychologue. Après l'attentat, il est tombé malade : il n'a pas pu supporter tant de souffrance. Maintenant, il va mieux. Il a pignon sur rue à Nice ; j'irai le rencontrer lorsque je retournerai là-bas. »

Édith passe tout d'abord trois mois en soins intensifs à l'hôpital Pasteur de Nice. Veuve d'officier, elle choisit de faire sa rééducation aux Invalides, car elle connaît déjà les lieux (« À l'époque, le personnel était en uniforme ! »), mais aussi et surtout parce que ses trois enfants vivent à Paris. « En arrivant ici, je n'avais pas tous mes esprits, j'étais très abîmée. Mais, lorsque j'ai vu autour de mon lit toute une assemblée de médecins et d'infirmières, je me suis sentie rassurée. Je me suis dit : "On a l'air de prendre les choses au sérieux, ici !" » Sa seule jambe « valide » est très amochée. Elle subit une greffe au talon, reste quatre mois la jambe immobilisée dans une botte, attrape un staphylocoque tenace qu'il faudra combattre pendant huit mois... Bref, beaucoup de souffrance, finalement domptée : « J'ai accepté mon destin. Dès le départ. J'ai accepté, car je n'avais pas le choix. Et j'ai donné toute l'énergie que j'avais. Pourtant, à un moment, j'ai senti le basculement vers le néant. Je l'ai touché. Je m'en approchais sereinement. J'étais bien. C'était simple, j'aurais pu me laisser aller. Mais on m'a sortie de là, sans doute l'équipe médicale... »

Celle qui fut longtemps DRH à la Bibliothèque nationale de France, à Paris, et qui connaît la somptueuse salle Labrouste du site Richelieu (berceau de la BNF) comme sa poche, a donc troqué pour un temps ces boiseries classées et familières pour les murs tout aussi historiques des Invalides. Pendant qu'Édith marche – de mieux en mieux –, des travaux sont en cours dans un appartement parisien, afin de lui permettre de quitter Nice et de revenir près de ses enfants. « Au début, je n'avais pas de colère en moi, je n'avais pas suffisamment d'énergie. Mais, maintenant, j'en ressens davantage car il y a eu beaucoup d'autres attentats. Moi, j'ai payé suffisamment. Pourquoi d'autres innocents devraient-ils souffrir ? Je n'arrive pas à comprendre. Alors oui, je suis en colère, parce que je suis impuissante face à ces événements, face à cette cruauté. Pourtant, je crois en l'homme, et je suis persuadée que l'on arrivera à vaincre Daech. »

Dès son arrivée aux Invalides, les kinés lui disent cette phrase qui l'aidera tant dans les pires moments : « On ne vous lâchera pas tant que vous ne serez pas apte, tant que vous ne vous sentirez pas prête. » « Moi, j'essayais juste d'avancer, en étant toujours optimiste, dynamique, positive. Est-ce la Providence, est-ce moi ? Toujours est-il que j'ai réussi à faire beaucoup de progrès. Tout le monde s'est montré bienveillant à mon égard. On me dit que je suis courageuse ; en fait, je suis presque plus heureuse qu'avant. J'étais d'une nature très anxieuse, très inquiète ; désormais, je relativise. J'ai été très soutenue par le personnel soignant. Tout le monde s'est montré adorable avec moi. Bien sûr, il m'est arrivé de craquer, mais j'ai toujours trouvé une oreille bienveillante... » Pleine de reconnaissance, Édith attribue à cette « merveilleuse et prestigieuse maison » 50 % de sa guérison : « D'ailleurs, je l'ai dit au président Hollande lorsqu'il est venu voir les victimes des attentats. » Amputée, obligée à plus de 80 ans de changer de domicile, de région, de quitter ses amis, d'entamer un long parcours de soins,

Édith sera la première d'une longue liste à me dire cette phrase définitive et essentielle : « Vous savez, il y a tellement pire que moi. » Et voici comment elle complétera son propos : « Il y a beaucoup de souffrance ici, mais les patients s'apportent beaucoup. Et l'on finit toujours par se dire : il y a pire que soi. Regardez les jeunes ! Certains perdent leur travail, leur conjoint, ne peuvent plus s'occuper de leurs enfants... À mon âge, ce qui est arrivé, ce n'est finalement pas bien grave, j'ai eu une très belle vie. Mais pour les jeunes... »

4

S'ACCROCHER À UNE ÉTOILE

Lors de l'une de mes toutes premières séances de balnéothérapie, j'ai vu surgir devant moi un colosse – comme nous tous un peu bancal – aux tatouages maoris impressionnants. Christian Grossmann est là à la suite d'un accident de moto (ils sont, hélas, nombreux dans ce cas). Mais, au moment où je fais sa connaissance, j'ignore totalement que son nom est connu de tous les commandos marine, et même bien au-delà du monde fermé des fusiliers marins. Cet homme est un survivant. À l'INI, on le connaît surtout pour sa manière – un peu théâtrale, mais qui a le mérite de réchauffer les cœurs – d'entrer dans le gymnase, en claironnant d'une voix puissante : « Bonjour, les sportifs ! » Il est le seul à faire cela. Certains le foudroient du regard, d'autres, surtout les plus jeunes, adorent. Mon mari, qui a appartenu à la même caste de guerriers, connaît l'histoire de Christian. Nous nous verrons souvent lors de mon hospitalisation, en compagnie de son épouse, Marcelle, Polynésienne originaire du bel atoll de Rangiroa.

C'est dans sa chambre – où il nous est arrivé de délaisser le morne plateau qui nous était proposé pour partager salade tahitienne et *poe* en famille –, couloir Baudens, qu'il accepte de me raconter son aventure. À ce moment-là, Christian est encore atteint de tétraparésie (une parésie des quatre membres, c'est-à-dire une paralysie incomplète, avec diminution plus ou moins importante de la force musculaire), à la suite de son récent accident. Si j'écris « encore », c'est parce que l'on aura très vite le plaisir de le voir faire le tour des tables de kiné sur ses deux jambes, et réaliser – coiffé de son béret vert – un salut militaire parfait à l'occasion d'une prise d'armes dans la cour d'honneur.

Ce qu'a vécu Christian a marqué toute la famille des commandos marine. « C'était le 10 février 1986. Nous avions décollé de Lorient tôt le matin pour rejoindre la base d'Hyères. Une fois là-bas, nous sommes montés dans un hélicoptère, puis nous nous sommes élevés au-dessus de la Méditerranée. Au moment du crash, il devait être 13 heures, 13 h 30. Les turbines avaient givré. Nous étions 14 à bord. Quatre commandos, deux radios et deux équipages de la 33F (flottille). »

Après ce tragique accident, on imposera à tous les équipages survolant les mers et les océans d'être munis de combinaisons étanches. Celle-là même que l'on me fera porter à Puerto Williams, au cours d'un reportage. C'était en 1995. Je me trouvais dans le canal Beagle, au sud d'Ushuaïa, avec Florence Arthaud. Les pilotes de l'ALAT (aviation légère de l'armée de terre) étaient venus nous chercher en hélicoptère, afin de nous mener jusqu'au porte-hélicoptères *Jeanne d'Arc*, à bord duquel nous devions passer le cap Horn. J'ignorais tout de ce qui s'était passé neuf ans auparavant. Cette combinaison, que nous nous escrimions à ajuster correctement en râlant, aurait alors pu sauver de nombreuses vies.

« Nous sommes tombés dans une zone de grêle, et nous avons perdu de la puissance. Le pilote est descendu en autorotation pour se poser, mais la mer était formée et le temps mauvais. Nous avons percuté la surface de l'eau assez brutalement. Une déferlante a tout de suite fait exploser la verrière de l'hélicoptère, la mer s'est engouffrée. Nous avons commencé à couler; nous avons donc fait sortir tout le monde. Le pilote avait eu le temps de donner notre position, mais je savais que nous allions attendre longtemps. En effet, étant donné les conditions météo, seul un navire aurait les moyens de nous secourir; or, s'il partait de Toulon, il lui faudrait quelques heures pour arriver. Nous nous trouvions sur la carlingue de l'hélicoptère, qui avait tourné sur lui-même à 180 degrés et qui flottait désormais entre deux eaux, cul par-dessus tête. Chacun essayait de s'agripper de son mieux. Nous étions encore sur l'hélicoptère lorsqu'un premier avion, un Alizé, est passé au-dessus de nous. Le camarade juste à côté de moi a alors dit : "C'est bon, il va larguer quelque chose." L'avion volait très bas, mais il ne nous a pas vus. Il a effectivement largué un phoscar, un gros tube qui, lorsqu'il percute l'eau, répand un liquide phosphorescent colorant la zone touchée. Malheureusement, ce largage s'est fait à l'endroit du crash ; nous, nous avions eu le temps de dériver... Est arrivé ensuite un Breguet Atlantic. On l'a d'abord entendu approcher ; il volait bas, et assez doucement. Là, j'ai entendu mon voisin d'infortune me dire : "C'est bon, il va larguer la chaîne SAR." Derrière ce nom un peu énigmatique se cache en fait un gros canot de sauvetage. Or, si l'avion est bel et bien passé au-dessus de nous, il n'a rien largué. À ce moment-là, certains ont vu la fin arriver. Nous ne portions qu'une tenue de combat et une petite brassière de sauvetage. La mienne était percée, et il fallait que je souffle régulièrement dedans pour la regonfler ! Je te jure... J'aurai toute ma vie le souvenir du froid intense, le froid jusqu'à la moelle des os. La carcasse de l'hélicoptère a dû couler au bout d'une heure. Nous étions dans l'eau. On savait qu'il fallait garder nos casques pour conserver un maximum de chaleur, et nous mettre en position fœtale afin d'économiser nos forces en attendant les secours. Moi, j'ai tout de suite nagé. Je voulais sentir mon corps bouger, je voulais le sentir vivant. Je voulais vivre. »

Vivre ! Combien de fois ai-je eu l'occasion de vérifier auprès des patients soignés aux Invalides cette force de vie peu commune qui les anime, qui sourde, obstinée, inextinguible, chevillée aux corps abîmés, alimentée par de minuscules progrès, par les encouragements des soignants, mais aussi et surtout par l'amour des proches. À mesure que le jour décroît – dans le ciel de Paris comme dans son récit –, les paroles de Christian ralentissent. Une lenteur correspondant à la respiration de ce passé qui renaît petit à petit, à jamais inscrit dans la chair. De très beaux nuages gris pâle, roses ou bleus roulent encore derrière les carreaux de la fenêtre.

« Nous formions des groupes de deux ou trois, à portée de vue les uns des autres. Dans le mien, nous étions trois : le plongeur, le pacha de la cellule dans laquelle nous travaillions et moi. La mer commençait à se calmer. Tout à coup, je me suis aperçu que je ne voyais plus le plongeur. Il était en fait derrière moi, à environ 20 mètres. Son visage, plein de cambouis à cause du carburant de l'hélicoptère, avait l'air paisible ; ses mains sortaient de l'eau, ses doigts bougeaient encore. Il était en train de mourir. Alors, j'ai tourné la tête et je lui ai dit adieu. C'est le froid qui les a tous tués. Le ciel était tellement bas que je ne savais pas où poser les yeux. C'était terrible. Quand il a enfin commencé à faire nuit, le vent est tombé, la mer est devenue lisse. Le ciel s'est ouvert et a laissé place à une magnifique nuit étoilée. Aucune lumière parasite pour l'affadir. Et, à partir de là, j'ai pu m'accrocher à une étoile. Tu n'imagines pas la sensation de bien-être que cela procure. S'accrocher à une étoile. »

Autour de nous, l'obscurité s'est faite. Il y a bien eu Gégène, un ancien de l'antiterrorisme, qui a téléphoné, et la discrète Carine, infirmière, qui est passée pour la piqûre d'anticoagulant. Mais, l'espace d'un après-midi, le temps s'est arrêté aux Invalides.

« Un Breguet Atlantic est une nouvelle fois passé au-dessus de nous. Nous avons percuté nos dernières fusées. Mais personne n'est venu. Dès qu'il y a un naufrage, les navires se trouvant dans les environs sont prévenus par le biais du canal 16. Or il semblerait que personne n'ait vu nos deux fusées. Le Breguet Atlantic a effectué un autre passage : il cherchait. J'ai vu ses feux. Avec une fusée supplémentaire, nous aurions peut-être pu signaler notre position. C'était la troisième fois que l'on nous survolait... Nous n'étions plus que deux. Nous ne voyions plus les autres. On se parlait peu : on se concentrait. Je commençais à fatiguer. Je pensais à ma famille, à ma femme, à mes enfants. Je me répétais sans cesse que je ne pouvais pas mourir là. Et soudain, devant moi, les feux d'un remorqueur ! J'ai alors dit à mon camarade : "Tiens bon, je vais nager, n'aie pas peur, on revient te chercher." J'étais plus en forme que lui : je l'entendais respirer avec difficulté. J'ai donc nagé en direction des feux. Combien de temps ? Impossible à dire. En tout cas, j'étais suffisamment près pour percevoir le bruit des discussions des hommes se trouvant à bord. Tout à coup, il m'a semblé entendre un moteur se remettre en route : ils faisaient redémarrer le bateau ! Non, ce n'était pas possible ! Ils n'allaient pas repartir alors que j'étais si près d'eux ! Alors, j'ai hurlé de toutes les forces qui me restaient. Je savais que, si je les ratais, je ne passerais pas la nuit. Et ils m'ont entendu ! J'ai réalisé que les hélices s'arrêtaient, j'ai entendu tout un tas de bruits. J'étais tellement obnubilé par la masse lumineuse se trouvant devant moi que je n'ai même pas entendu le zodiac fondre sur moi… On m'a hissé à bord. Quand nous sommes retournés près de mon ami, il était déjà trop tard. Pourtant, tout indiquait que je n'avais pas nagé très longtemps : en effet, si j'avais nagé un long moment, on ne l'aurait probablement jamais retrouvé. » Il était environ 22 heures lorsque Christian fut secouru. Il était l'unique survivant. Cela faisait plus de huit heures qu'il nageait dans une eau à 12 ou 13 degrés.

La température de son corps, elle, était descendue à 32 degrés, ce qui provoqua la stupéfaction du médecin hélitreuillé à bord du remorqueur : Christian aurait dû mourir. « Je garde le souvenir de ce thermomètre en verre qu'ils m'avaient mis dans la bouche. Je ne pouvais pas m'empêcher de claquer des dents. Comme je savais qu'il y avait du mercure à l'intérieur, j'avais la trouille de le briser ! Après différents soins, j'ai enfin pu prendre un peu de repos. Dans la nuit, j'ai rejoint la passerelle, où j'ai croisé le commandant. Il m'a demandé comment j'allais et si je voulais appeler quelqu'un. C'est ainsi que j'ai pu parler à ma femme. »

Personne n'a jamais trouvé d'explication physiologique à son incroyable endurance. « L'espoir meurt en dernier », dit un proverbe russe, celui utilisé par mon père[I] pour titrer le récit de ses quatre années de captivité – particulièrement difficiles – en Indochine. Un proverbe qui sied à merveille à ces combattants.

Lors de la promotion du 1er janvier 2018, Christian Grossmann a été fait chevalier de la Légion d'honneur. Cette décoration lui a été remise le 4 septembre 2018 à l'Elysée par Emmanuel Macron en personne. Il ignorait alors qu'il retrouverait le président huit mois plus tard, dans la cour des Invalides, par une froide matinée de printemps. Ce jour-là, le 14 mai précisément, la France rendit hommage à Cédric de Pierrepont et Alain Bertoncello, tués au Burkina Faso au cours d'une opération visant à libérer des otages. Familles et militaires (au moins 150 bérets verts venus des quatre coins de la France, les seuls à porter l'insigne à gauche : le brick, la dague et la croix de Lorraine), forces spéciales, délégations de la marine, pensionnaires des Invalides, mais aussi plus hautes autorités militaires du pays... Tous attendaient figés, aussi alignés que les pavés, l'arrivée des corps. Derrière le président de la République, les hautes portes des Invalides se refermèrent. Nous attendions. Rien ne bougeait. Un avion passa au-dessus de nos têtes, zébrant la lucarne d'azur ; un vent froid agita

I. Bernard Grué, *L'espoir meurt en dernier*, Éditions du Rocher, 2013. Né en 1924 à Bordeaux, saint-cyrien de la promotion « Nouveau Bahut » (1945-1947), il choisit la Légion étrangère à la sortie de l'École d'application et rejoint le 3e REI en Indochine en mai 1949. Il y sera gravement blessé l'année suivante, puis prisonnier jusqu'en 1954. Diplômé de l'École des langues orientales en persan, capitaine en Algérie, attaché militaire à Moscou de 1972 à 1974, commandant du 46e régiment d'infanterie à Berlin, puis directeur du renseignement du SDECE à Paris, il est commandeur de la Légion d'honneur et pensionnaire aux Invalides depuis deux ans.

brièvement le drapeau tricolore en berne positionné au-dessus de l'entrée nord du bâtiment. Et puis, soudain, le sol se mit à trembler. On ne voyait toujours rien, mais on entendait. On entendait le martèlement des chaussures portées par les membres du commando Hubert. On les vit enfin apparaître, en treillis, sur le seuil de l'église Saint-Louis, portant les cercueils si lourds de leurs deux camarades. La progression à petits pas cadencés de ces 21 soldats, dans un silence total, jusqu'au centre de la cour inondée de soleil, nous remua l'âme jusqu'au tréfonds. Le chagrin et la fierté envahirent tout l'espace contenu dans ce sobre quadrilatère. L'architecture classique et rigoureuse de cette cour d'honneur faisait parfaitement écho au minutieux ordonnancement des hommes au garde-à-vous qui s'y trouvaient. Comme si cette cour avait été dès l'origine bâtie pour accueillir les émotions de la Nation, ainsi que les meilleurs discours de ses dirigeants. Les cornemuses et les bombardes du bagad de Lann-Bihoué jouèrent *La Marche des soldats de Robert Bruce*, inspirée d'un air traditionnel écossais qui fut longtemps l'hymne officieux au nord du mur d'Hadrien. Une mélodie très connue des militaires français – qui sont régulièrement passés en revue sur cet air –, et qui rappelle les liens unissant les commandos marine à la terre d'Écosse, où ils sont nés. Lorsque, plus tard, ces guerriers si solides chantèrent, sans musique, *Loin de chez nous en Afrique*, bien des larmes se mirent à couler. Ce jour-là, nous eûmes l'occasion de constater que les chèches, habituellement destinés à protéger du sable et du soleil torride du désert, pouvaient aussi servir à dissimuler la peine.

5

J'AI SUIVI ANTARÈS, DE LA CONSTELLATION DU SCORPION

Facétie des Invalides : le même jour, dans la même promotion récompensant Christian Grossmann, un autre hôte de l'INI – une légende ! – était distingué : Hubert Germain, 99 ans, l'un des quatre derniers compagnons de la Libération, élevé, lui, à la dignité de grand-croix de la Légion d'honneur. Discret – son nom ne figure pas sur sa porte et il faut montrer patte blanche avant de le rencontrer –, Hubert Germain, ancien ministre, ancien député et ancien légionnaire (son grade de lieutenant est le titre auquel il est le plus attaché), aime prendre ses repas seul, dans sa chambre. Il ne souhaite qu'une chose : rester tranquille « à méditer », selon ses propres mots. Bref, à attendre lucidement son heure. Profil impérieux, longues mains de pianiste, pull kaki – on ne se refait pas – et pantalon beige, il s'excuse de nous recevoir étendu sur son lit (rallongé spécialement pour lui), dans sa chambre presque monacale.

« Oui, je médite ! dit-il en riant. J'ai la chance d'avoir conservé un esprit pas trop abîmé. Au cours de mon enfance, j'ai bien connu l'Asie, mais également tout le bassin méditerranéen. Mon père, qui était officier général dans l'armée coloniale, a beaucoup bourlingué, et il a eu l'intelligence de me traîner avec lui, si bien que j'ai pu très tôt me former l'esprit. J'avais 9 ans quand j'ai découvert Pompéi. Je me souviens encore des traces laissées par les roues des chars, quelle émotion ! Je découvrais et dévorais la vie. Nous étions trois, mais mes deux sœurs sont parties trop tôt. Nous avons parcouru tout le Moyen-Orient. Mon attachement pour la Syrie était profond, presque physique. Quand je vois Damas aujourd'hui, tout ce qui a disparu... »

C'est justement à Damas que le jeune homme qu'il est alors commencera ses études secondaires (1930-1932). Il les poursuivra ensuite à Hanoï, où il passera son bac, avant de rejoindre Paris et le lycée Saint-Louis.

Une jolie canne, rapportée de Londres par son fils, trône non loin de son lit. Au mur, quelques photographies soigneusement encadrées : l'une d'elles le montre au côté de son épouse en train de baptiser un navire, le *Vercors*. Non loin, celle de son ami Pierre Messmer et celle du général de Gaulle. Les grands témoins d'une vie peu commune. Comme un long fleuve intranquille, Hubert Germain la déroule à rebours, sans points ni virgules, encore animé par une flamme de jeune homme. Une vie qui semble ce soir avoir l'éternité pour être contée. Comme il a aimé l'action, l'ailleurs, l'inconnu... Dans la pénombre qui doucement nous enveloppe, ses mains longues et fines viennent ponctuer le récit.

Tout est passé en revue. Onze ans, l'âge de la première communion. L'éducation chez les franciscains, le pèlerinage en Palestine, où il n'y avait alors que très peu de troubles. Il se souvient encore de ce puits, à Nazareth, où les femmes venaient chercher un peu d'eau... Une vision biblique, très belle. « Tout cela m'a nourri. Ma mère voulait que je devienne officier de marine. » Il rit en montrant, près de la porte d'entrée, le portrait d'un ancêtre qui officiait jadis dans la marine royale et impériale afin d'établir un lien commercial entre Bordeaux et Calcutta, ville où il est aujourd'hui enterré. « Quand la guerre a éclaté en 1939, mon père commandait une division coloniale dont le PC se trouvait à Bordeaux. Nous vivions donc là-bas. Moi, je préparais mes examens : je voulais présenter l'École navale, l'École de l'air... Et puis juin 1940 est arrivé. Les Allemands étaient à Paris. Le gouvernement français a fait ses bagages et s'est dirigé vers Bordeaux. Le climat était extraordinairement défaitiste et lâche, c'était désespérant. Vint le jour de l'examen donnant accès à l'École navale. Au bout de quelques minutes – l'examen durait cinq heures –, je me suis dit : "Mais qu'est-ce que tu fais là ? En entrant à l'École navale, tu deviendras officier au sein d'une marine dépendant de la Kriegsmarine et de l'armée allemande..." Ce n'était pas possible. Je me suis donc levé. On s'est alors adressé à moi : "Mais que se passe-t-il ? Vous avez encore plusieurs heures devant vous !" J'ai répondu : "Je vous rends copie blanche. Moi, je vais faire la guerre." Et c'est comme cela que je suis parti. »

Hubert Germain cherche alors le moyen de poursuivre la lutte, et pense d'abord à rejoindre le Maroc. Finalement, ce sera la Grande-Bretagne. En effet, apprenant que des troupes polonaises s'apprêtent à embarquer à Saint-Jean-de-Luz, direction l'Angleterre, il parvient, accompagné de trois camarades, à se joindre à elles et à monter à bord de l'*Arandora Star*, qui appareille le 24 juin 1940. « Le 18 juin, je n'ai pas entendu l'appel : j'ai fait mes bagages. Cet appel est resté dans l'histoire et c'est très bien, mais faites le tour des compagnons de la Libération, et demandez-leur s'ils l'ont entendu ! Je suis parti de France le 24 juin. Le 27, j'étais à Liverpool, et le 11 juillet, le général de Gaulle – que nous ne connaissions pas du tout à l'époque – fondait la France libre avec nous... Je me suis retrouvé là-bas avec près de 3 000 jeunes Français : des étudiants, des ouvriers, des paysans, des bourgeois... Pour chacun de nous, seule la France comptait. Pendant cinq ans, nous n'avons pas entendu parler de politique. Les communistes comptaient autant que les types d'extrême droite. On se fichait de tout cela, et nous avons créé des amitiés considérables. Mon ami Cortot, décédé il y a peu, était compagnon de la Libération et communiste. La France était plus importante que tout.

Quelques jours après mon arrivée, j'ai rencontré le général de Gaulle, qui m'a fait une impression considérable. Il n'avait pas encore l'aura du grand homme du 6 juin 1944 ; il était enferré dans des problèmes militaires et familiaux, si bien que, quand je l'ai vu, j'ai eu l'impression de trouver... un père. C'était très étonnant. Et ce père m'a dit : "Bon, qu'est-ce que vous voulez faire ? Que vous faut-il ? Avez-vous une formation ? Je vais avoir besoin de vous..." Quand, à 18-19 ans, vous vous ramassez ça en pleine figure, dans le désastre général, il y a quelque chose qui vous émeut profondément. »

Engagé au sein des Forces françaises libres, Hubert Germain est affecté au cuirassé *Courbet*, où il suit les cours d'élève officier de marine. Alors qu'il étudie pendant la journée, il participe la nuit à la lutte contre les raids allemands. Au printemps 1941, il rejoint l'état-major du général Legentilhomme, qui commande en Palestine la 1re division légère française libre destinée à intervenir au Levant. Il prend part à la campagne de Syrie, puis est affecté au 2e bureau de l'état-major de la 1re brigade française libre du général Kœnig. Au mois de février 1942, il vient grossir les rangs de la « phalange magnifique », la fameuse 13e DBLE (demi-brigade de Légion étrangère), victorieuse à Narvik en juin 1940. « Après ma formation, j'ai demandé à entrer dans la Légion étrangère. J'avais 21 ans. À l'époque, il n'y avait qu'un seul régiment : la 13e DBLE, qui venait de faire campagne en Norvège, en Érythrée… Et c'est comme cela que je suis entré dans la bataille. »

Hubert Germain participe alors à la campagne de Libye. Chef de section antichars, il se distingue dans les combats de Bir Hakeim, du 27 mai au 11 juin 1942 ; il y gagnera ses galons de sous-lieutenant (septembre 1942), la Légion d'honneur et sera cité à l'ordre de l'armée. À 21 ans…

À ce moment précis de l'entretien, je ne peux m'empêcher de penser à Quentin Albert, quartier-maître du corps expéditionnaire d'Extrême-Orient, le héros du livre *Un singe en hiver*, d'Antoine Blondin, héros qui, tous les soirs, au crépuscule de sa vie, descendait en pensée le Yang-tsé Kiang dans son lit-bateau (« Trois mille kilomètres jusqu'à l'estuaire, vingt-six jours de rivière quand on ne rencontrait pas les pirates, double ration d'alcool et de riz si l'équipage indigène négligeait de se mutiner. »).

Hubert Germain, protégé abrité par ces murs épais qui ont avant lui hébergé tant de grands soldats, remonte le cours de sa vie sans que l'on ne puisse l'arrêter. Mon mari et moi mesurons la chance que nous avons de pouvoir écouter le récit de l'un des derniers acteurs de ces moments d'histoire. Dans le couloir, un pensionnaire se met à appeler en criant. La bravoure de la jeunesse n'empêche malheureusement pas, une fois l'âge venu, les angoisses vespérales. Tous les hôpitaux connaissent ces voix qui appellent en vain, puis renoncent.

«Je suis resté dans la Légion durant toute la guerre. J'ai fait la campagne d'Égypte, mais aussi celle de Libye. Ce fut une période très importante pour moi. Ce n'est pas une école de premiers communiants, la Légion étrangère! Quand vous arrivez là à 21 ans, les hommes vous regardent et se disent: "Celui-là, si on lui pressait le nez, il en sortirait du lait!" Mais j'ai vu toute la confiance qu'ils accordaient aux jeunes officiers. Je dois bien avouer que cela me posait quand même un problème. En effet, même si j'étais heureux d'avoir un commandement et six camions antichars, il fallait que je justifie à la fois la confiance de mes chefs et celle de mes légionnaires. Et ce n'était pas rien, ces légionnaires. La plupart étaient des Espagnols qui sortaient de quatre ou cinq années de guerre d'Espagne, puis qui avaient combattu en Norvège. Narvik, seule victoire de l'armée française au cours de la Seconde Guerre mondiale! Ensemble, nous avons fait tout un périple: la Syrie, la Libye (Bir Hakeim), l'Égypte (El-Alamein), etc. Nous avons ensuite traversé toute la Libye pour rejoindre la colonne Leclerc et remonter vers Tunis. Bir Hakeim, je ne sais pas si l'on peut dire que cela a été un grand tournant, mais ce qui est certain, c'est que c'était la première fois que les troupes françaises se retrouvaient face aux troupes allemandes depuis 1940.

Politiquement, nous formions un groupe hétérogène, il y avait de tout (Pierre Messmer parlera d'un "sauvage mélange des peuples au coude à coude"): des

Néo-Zélandais, des Anglais, des Sud-Africains, des Polonais. Nous, nous avions une unité spécifique: c'était un souhait du général de Gaulle pour justifier la place de la France, la place que la France allait retrouver. Donc, à Bir Hakeim, il fallait gagner, sinon c'était la mort de la France libre. Je dois dire qu'il y avait des chefs d'une qualité exceptionnelle. Que ce soit à la Légion, dans l'artillerie, au sein des troupes coloniales et de celles du Pacifique... Il y avait une entente dénuée de toute rivalité, tout s'emboîtait parfaitement. Cela a, je pense, grandement contribué à la réussite du siège de Bir Hakeim.

Les troupes allemandes – l'Afrikakorps –, commandées par Rommel, étaient plus nombreuses. Nous étions assiégés. On nous avait demandé de tenir six jours, on en a tenu quinze. Le dernier jour, il n'y avait plus d'eau, plus rien. Alors, on s'est dit que l'on ne pouvait plus rester là: "Donnez-nous vingt-quatre heures, et on fonce!" La nuit suivante, le feu d'artifice a commencé. Les tirs allemands se sont déclenchés, et on est partis à l'assaut des zones de passage: on a forcé, on a foncé. On a fichu en l'air toutes les lignes allemandes, on les a traversées et on a navigué dans le désert.» Soixante-quinze ans plus tard, les souvenirs sont intacts. La sortie de ces 3000 hommes, assez forts pour briser un encerclement de 30000 soldats, restera l'un des hauts faits d'armes de la Seconde Guerre mondiale. Il y aura 600 morts et 600 prisonniers, bien souvent blessés. La bataille de Bir Hakeim sera considérée comme le «tremplin de l'espoir retrouvé», la première contribution militaire d'importance des Forces françaises libres. De plus, elle jouera un grand rôle dans la reconnaissance politique du Comité national de la France combattante par les Alliés.

«Là-bas, on faisait parfois 500 kilomètres dans la journée, et on n'avait rien gagné pour autant. Vous comprenez, ce n'était pas comme en Europe, où quand on avait parcouru 10 kilomètres, tout le monde applaudissait. Souvenez-vous de la guerre 1914-1918 : quand on prenait une cote et qu'il y avait 500 mètres à faire, c'était – à juste titre – un drame national. La guerre dans le désert, c'est une guerre maritime. On ne sait pas où est l'ennemi, s'il est à gauche ou à droite, s'il est devant ou derrière, s'il est sous les pieds (le sable peut se dérober ou être miné) ou dans les cieux. Heureusement, mon père, qui avait de grandes connaissances géodésiques et une véritable passion pour les cartes, m'avait mis en appétit et donné le sens du désert. Si bien qu'à la Légion, ça l'a fait. Je m'étais fixé trois objectifs : le premier vis-à-vis de mes chefs, le deuxième vis-à-vis de mes légionnaires, et le dernier vis-à-vis de moi-même. Avec mes chefs, il fallait attendre la bonne occasion. Elle s'est présentée en pleine bataille de Bir Hakeim : j'avais des canons, mais on m'avait fait dire que je tirais trop d'obus. Bon. On ne s'était quand même pas si mal débrouillés, mais il fallait bien que je répercute les ordres qui venaient d'en haut : "Calmez-vous, ne gaspillez pas les munitions." À un moment donné, je me suis retrouvé dans une position délicate : il fallait que je sorte d'un trou, que je me redresse et que je parcoure 300 mètres à pied pour trouver la première pièce d'artillerie. Alors, je me suis dit que c'était la fameuse occasion ! Je suis sorti en me disant : "Allez, tu verras bien ce qui arrivera, marche doucement vers tes canons." Après quelques pas, le capitaine m'a interpellé : "Vous n'avez pas fini de faire le con ? Dépêchez-vous et courez !" Là, je me suis dit que c'était en partie gagné avec mes chefs.

Avec mes légionnaires, cela s'est passé dans le désert, lors d'une chasse à la perdrix. On disposait d'une pièce d'artillerie montée sur une voiture. L'obus était en place, le tir devait se déclencher, et là... rien : problème d'amorce. Le coup le plus terrible qui soit. Mes légionnaires me regardaient sans savoir comment réagir. J'ai tout de suite compris que c'était à moi de jouer et que, surtout, il ne fallait pas que je me loupe. Je leur ai dit : "Tout le monde s'écarte, sauf un. Toi, tu vas soulever la culasse du canon, l'obus va glisser en arrière, et moi, je vais le prendre dans mes bras. Ensuite, ou je peux le poser quelque part, ou il éclate." C'est donc ce que l'on a fait : je l'ai pris dans mes bras, j'ai fait 100 mètres à pied, et je l'ai déposé dans le désert. Après cet épisode, c'était aussi gagné avec les légionnaires.

Restait ma propre épreuve. C'était pendant la sortie de Bir Hakeim. On avait reçu un ordre très curieux, mais qui me convenait parfaitement. On nous avait dit : "Quand vous aurez forcé la barrière allemande, vous suivrez Antarès du Scorpion sur une distance de 5 kilomètres." Il fallait connaître ! On naviguait dans le désert au compas solaire et à la boussole, respectant ainsi à la lettre la devise de la 13e DBLE : *More Majorum* ("À la manière de nos anciens"). J'ai donc suivi Antarès, l'étoile rouge de la constellation du Scorpion. Et puis, vous savez, le ciel bouge, et au moment où j'ai jugé qu'il fallait quitter Antarès, j'ai changé de cap et j'ai conduit deux compagnies de la Légion à l'endroit où les Anglais nous attendaient. Nous y sommes arrivés, à 100 mètres près. »

Maintenant, le silence règne autour de nous. La rumeur de Paris a disparu. La nuit glacée et lumineuse du désert nous enveloppe. Les yeux grands ouverts, l'ancien guerrier s'émerveille encore, se souvient de tout.

En octobre 1942, Hubert Germain part au combat avec la 1re division française libre (1re DFL) au pied du plateau égyptien de l'Himeimat (seconde bataille d'El-Alamein), puis en Tunisie, où il restera jusqu'en mai 1943. Le 24 mai 1944, face à la commune italienne de Pontecorvo, le lieutenant Germain, à la tête d'une section antichars, est blessé alors qu'il dirige le tir des mitrailleuses lourdes pour continuer à appuyer le bataillon qui attaque le long du Liri.

«J'ai donc été blessé en Italie. Il s'agissait de combats très durs, très cruels. C'est curieux, on voit bien à quel type de soldats on a affaire. En Libye, qu'on le veuille ou non, on sentait qu'il y avait quelque chose de commun entre les Allemands et nous. Il y avait la chaleur, la soif, la quête de l'eau... Toutes ces questions de navigation qui ne comptent pas beaucoup dans le monde civilisé nous posaient les mêmes problèmes. Tout comme les Allemands, nous avions beaucoup de mal à trouver les puits. Il y avait donc entre nous une estime considérable. Un soir, à Alexandrie, nous sommes allés en boîte de nuit. Là-bas, un type a voulu singer le général Rommel. Eh bien, on lui a cassé la figure ! Pour nous, Rommel était un caïd. Un caïd ! Et Rommel avait exactement la même estime pour nous. La campagne d'Italie avait commencé en juillet 1943, mais nous, nous n'avions été engagés qu'en avril 1944. À ce moment-là, il s'agissait de prendre Rome. Il y avait trois lignes allemandes très difficiles, dont la fameuse ligne Gustave, ainsi que des officiers ennemis d'une qualité exceptionnelle. Et, malheureusement, au milieu de tout ça, le mont Cassin. Celui-ci se trouvait au cœur du Latium, un pays presque plat. À son sommet (516 mètres), l'abbaye du mont Cassin, qui servait alors d'observatoire aux artilleurs allemands. Vous ne pouviez pas bouger sans qu'ils vous tirent dessus. Nous avons essuyé beaucoup de pertes. C'était extrêmement difficile. Et puis j'ai été blessé au niveau du flanc. On m'a retiré une partie des éclats, mais il en reste quelques-uns. » Son rire ne masque pas le chagrin. Malgré ses jambes désormais « flageolantes », Hubert Germain reste cet homme debout, cet homme qui, dix fois par jour à cette époque, a regardé la mort en face, et qui, malgré tout, a continué à espérer, à voir la beauté du monde (celle du désert et de l'Italie en particulier), et à aimer. « J'ai perdu un ami très cher là-bas. Il était dans la même compagnie que moi. Une rafale d'obus est partie. Moi, je suis passé au travers, pas lui... J'ai trouvé des bouts de son cerveau sur mon pantalon. Mais il fallait continuer le combat à tout prix, et ce malgré la peine, le chagrin, la fatigue. Trois jours après, à mon tour d'être blessé. J'ai été hospitalisé à Naples dans un hôpital à la fois civil et militaire, tenu par des sœurs franciscaines. Ces femmes étaient formidables. Elles s'occupaient de tout le monde. Bien sûr, on s'amusait à les faire enrager, mais on se faisait pardonner en leur offrant des fleurs. Jamais une chapelle n'aura été aussi fleurie ! Mais je m'ennuyais. Une fois sur pied, j'ai eu envie d'aller faire un tour dans Naples. Je savais que ce ne serait pas compliqué : avec un uniforme et une canne à la main, toutes les jeeps américaines ou françaises s'arrêteraient et proposeraient leur aide. Un matin, je suis donc parti, en compagnie d'un autre officier, à la découverte de la baie de Naples. Et puis, sur le chemin du retour, nous avons décidé de faire un crochet par Pompéi. Il n'y avait pas un chat, la nuit tombait. Le ciel était rempli d'étoiles bien astiquées. Le silence était impressionnant. Une fois dans les arènes, mon ami est allé d'un côté, moi de l'autre, et nous nous sommes allongés dans les gradins, un blouson derrière la tête, juste pour goûter au silence et à la beauté du ciel. Le décor était majestueux. À ce moment-là, quelque chose d'inhabituel s'est produit en nous. On avait guerroyé pendant trois ans, on avait combattu sous les bombardements... Cela nous avait quand même un peu cabossés, disloqués intérieurement. Et tout à coup, se retrouver là, dans ce lieu calme et splendide... Quelle curieuse impression ! C'était comme si notre corps se reconstituait, se libérait. Moi, je méditais. Et puis, brusquement, la *Petite Musique de nuit* de Mozart m'est venue aux oreilles, et je me suis endormi. Le lendemain, quand nous sommes rentrés, nous nous sommes bien sûr fait engueuler... » Aujourd'hui, Hubert Germain en rit encore : cela valait le coup.

À peine remis de ses blessures, il est décoré de la croix de la Libération par le général de Gaulle en Italie fin juin 1944. Un honneur auquel il a tout d'abord eu du mal à croire : « Je l'ai appris par hasard. C'est arrivé juste après la Libération, après Pompéi. On a estimé que j'étais capable de regagner mon unité qui se battait encore au-delà de Rome. J'attendais donc à l'arrière pour reprendre ma place. Et puis un jour, alors que je marchais sur le chemin qui me conduisait à un poste médical – je n'avais pas très bon moral, mes amis morts, la fatigue... –, arrive un motocycliste. "Lieutenant Germain ?" Et il me tend un pli. C'était un message de la division qui disait : "Ordre est donné au lieutenant Germain de se présenter demain sur le terrain d'aviation de Caserta. Le général de Gaulle à sa descente d'avion l'intronisera dans l'ordre de la Libération." C'est un moment impressionnant ! D'abord, sur l'instant, je n'ai pas voulu le croire. Les compagnons de la Libération étaient rares à l'époque, à peine 200 ou 300. J'ai été voir un de mes amis, et je lui ai dit qu'ils avaient dû se tromper.

Il m'a alors conseillé de téléphoner à l'état-major de la division et je suis tombé sur le colonel de Saint-Hillier (qui n'était pas encore général) et avait déjà le caractère que l'on sait. Je lui ai dit : "Mais Colonel, ce n'est pas possible, j'ai reçu ce pli, il doit y avoir une erreur." Et il a répondu : "Germain, vous ne savez pas lire ? Bon, demain matin, à 11 heures, trouvez-vous là où on vous dit."

Le lendemain, nous étions quatre ou cinq à recevoir la croix de la Libération. Après un petit moment d'attente, le général de Gaulle est arrivé, il nous a appelés et nous a institués dans l'ordre des Compagnons de la Libération. Tout d'un coup, nos amis qui étaient là juste avant à discuter avec nous fraternellement semblaient avoir reculé de trois pas ! Cela a créé un sentiment de malaise chez nous. Nous voulions fêter cela, aller boire un pot tous ensemble, mais leur attitude avait changé. Pas de notre fait, mais en raison de leur respect vis-à-vis de l'ordre de la Libération. Tout d'un coup, nous devenions des personnages à part. Le lendemain, je suis allé dans une popote, et, quand je suis entré, un officier s'est dressé et a dit : "Messieurs, il y a ici un compagnon de la Libération, je vous demande de vous lever." J'avais 23 ans ! Et alors quand ce colonel a rajouté : "Mon lieutenant, nous sommes à vos ordres", j'étais gêné ! Dans l'esprit du général de Gaulle, cette décoration était l'expression d'une exigence nouvelle. Il ne fallait surtout pas y voir une récompense. Cela signifiait : "J'ai besoin de vous pour aller plus loin." Il voyait bien au-delà de la Libération. »

Après sa convalescence, le lieutenant participe au débarquement de Provence en août 1944, ainsi qu'à la libération de Toulon, de la vallée du Rhône et de Lyon. Appelé comme aide de camp auprès du général Kœnig, qui commande les forces françaises d'occupation en Allemagne, il est démobilisé en 1946. Il sera ensuite élu maire en Seine-et-Oise, chargé de mission auprès du cabinet de Pierre Messmer, député de Paris, et enfin deux fois ministre : bref, une belle carrière ! « La France ne saura jamais tout ce qu'elle doit à Messmer. Mais le général de Gaulle, lui, le savait bien. C'est Messmer qui m'a appelé auprès de lui quand il a été nommé ministre des Armées, et lui encore qui m'a demandé de me présenter aux élections. Je ne voulais pas, mais j'ai dû y aller. Vous savez, la vie de parlementaire n'a rien de passionnant… Moi, le fondement de ma vie, c'est la Légion. Dites-vous bien qu'ici je suis le dernier légionnaire de cette époque. Tous ceux qui portent un béret vert peuvent entrer chez moi sans passeport. Et ils viennent. Alors, on déjeune ensemble. Je n'ai rien à leur apprendre du point de vue militaire, puisque tout a changé… Mais en ce qui concerne la façon dont on construit un homme… Ils viennent me chercher, et on casse la croûte dans le quartier. »

On frappe à la porte : « Bonsoir, c'est le dîner. » Le plateau arrive, un dîner frugal composé d'un poisson auquel il ne touchera pas. « Avant le cercueil, les Invalides sont mon dernier refuge. Je suis ici dans de bonnes conditions. Le personnel est très sympathique, et je reçois les soins qu'il faut. Mes enfants et mes fidèles amis sont là, tout comme la Légion. »

Hubert Germain nous confiera un dernier souvenir, l'un des plus marquants à ses yeux : le 30 avril 2012, Christophe de Saint Chamas – commandant de la Légion étrangère et futur gouverneur des Invalides – lui a demandé de porter la main du capitaine Danjou, le jour de la commémoration du combat de Camerone, la grande fête de la Légion, à Aubagne. Une main en bois articulée, appartenant à celui qui commanda, en 1863, 63 légionnaires face à 2000 soldats de l'armée mexicaine, au cours d'une bataille restée dans la légende. Chaque année, un légionnaire particulièrement méritant (peu importe son grade) est désigné pour porter cette relique sacrée. Et ce jour-là, juste avant la cérémonie, le lieutenant Germain s'est enfermé dans une petite pièce et s'est mis à pleurer. « Si vous voulez un symbole de ce que sont nos vies, prenez l'artichaut. Vous savez, quand on épluche un bel artichaut breton, les premières feuilles sont dures, il faut une bonne vinaigrette pour les faire passer. Ça, ce sont les années de jeunesse. Et puis, progressivement, la vie passe, les feuilles tombent. Et il arrive un moment miraculeux où vous atteignez le cœur. Voilà ce qui arrive avec l'âge. C'est pour cela que je ne considère pas la vieillesse comme un naufrage. Pour certains, hélas, ça l'est. Mais pour moi qui ai encore la capacité de réfléchir et de penser, c'est une vraie richesse. »

Nous prenons congé et retrouvons le couloir désert. Derrière la porte close, un lieutenant de la Légion étrangère se repose.

6

SOUS LE PONT DE LONDRES COULENT LES LARMES

Je dois à Christine D., victime de l'attentat du pont de Londres, l'un des moments les plus émouvants de mon séjour. Nous nous sommes longtemps croisées sans nous parler. Souvent, le soir, lorsque je sortais dans les jardins accompagnée de mon mari, nous apercevions la silhouette de cette jolie femme en fauteuil, toujours à l'écart et silencieuse. Parfois, je la voyais au gymnase ou dans la cour du Foyer, et je sentais qu'elle fournissait d'incroyables efforts pour sourire et s'intéresser au monde. Et puis, un jour, non loin du couloir où se trouvait sa chambre, je la croise debout, un peu hésitante sur ses nouvelles béquilles : ainsi que chaque patient de l'INI le fait en de pareilles circonstances, je la félicite chaleureusement, et nous engageons un brin de conversation. Christine a de longs cheveux noirs, de grands yeux verts et un sourire qui lui mange le visage lorsque, par chance, elle nous l'adresse. S'ensuivront plusieurs mois de menues discussions, très souvent par textos ; en effet, elle rentre bientôt chez elle, puisqu'elle est désormais en « HDJ » (hôpital de jour).

Le samedi 3 juin 2017, elle se trouve avec son compagnon, Xavier, sur le pont de Londres. Ils sont amoureux. Le temps est radieux. Et puis cette funeste camionnette surgit, roulant à toute vitesse pour faire un maximum de victimes. Stoppés dans leur course folle par un parapet et un feu de signalisation, les trois terroristes islamistes, bardés de fausses ceintures d'explosifs et armés de couteaux, quittent leur véhicule accidenté pour attaquer passants et badauds installés aux terrasses des restaurants de Borough Market. Huit minutes plus tard, la police arrive sur place, mais le bilan est déjà de huit morts, deux disparus et une cinquantaine de blessés.

Christine, elle, est grièvement blessée. Quant au corps de son compagnon, il ne sera repêché que trois jours plus tard dans la Tamise.

Au début du mois de janvier 2018, la jeune femme, qui connaît depuis le début mon projet de livre, décide de se confier, elle qui, jusqu'à présent, a farouchement refusé toutes les interviews. Désormais, se sent-elle un peu plus forte ? Pense-t-elle que le fait de se livrer peut l'aider à mettre à distance ses cauchemars ? Considère-t-elle que, pour un temps, nous faisons partie d'une même communauté ? Difficile de répondre. Toujours est-il qu'elle me donne rendez-vous au Carré des Invalides, un agréable petit café situé dans l'enceinte de l'INI, non loin de la billetterie du musée de l'Armée. Notre entretien, qui sera interrompu par la fermeture des lieux, durera près de trois heures.

Au début, Christine me pose de nombreuses questions, notamment sur les personnes avec lesquelles j'ai eu la chance de m'entretenir. Elle me fait parler du monde des pensionnaires, monde qu'elle connaît peu, et rit lorsque j'évoque le goûter d'anniversaire organisé tous les derniers jeudis du mois, sur l'air de *Riquita jolie fleur de Java* ou de *La Madelon*: une fois de plus, je me rends compte qu'il existe peu de passerelles entre les deux univers (hospitalisés et pensionnaires) cohabitant aux Invalides. Grâce à mon père, je peux sans problème évoluer dans les deux sphères, et c'est une chance. Je lui apprends aussi qu'il y a de jeunes tétraplégiques qui ne voient pas forcément beaucoup de monde, à l'instar de Loïc et Kevin. « Mais je n'ai jamais entendu parler d'eux ! Comment tiennent-ils ? Il faudrait que j'aille les voir. » Chose qu'elle fera avec beaucoup de générosité et d'empathie, comme je l'apprendrai plus tard. Christine déroule le fil de sa vie. Un père ancien officier au Service de santé des armées, un premier mariage qui s'arrête brutalement, mais sans drame. Un séjour en Polynésie française, où elle a vécu enfant et qu'elle a adoré faire découvrir à sa fille, Emma. Son travail à la Sécurité civile. Et, en mai 2015, la rencontre avec son compagnon, divorcé comme elle, l'amour de sa vie. La veille de son départ à Londres, Christine confie à ses collègues de travail sa peur des attentats. Il faut dire que ces derniers s'enchaînent : le 22 mars 2017, près du parlement de Westminster, un homme a fauché cinq personnes ; le 22 mai, à Manchester, un attentat suicide à la sortie d'un concert d'Ariana Grande a fait 23 morts... On lui répond que, statistiquement, elle ne craint plus rien...

Le couple se rend à un cocktail organisé en haut du Shard, un building fiché comme une esquille de verre dans le cœur du vieux Londres. « Je n'avais pas envie d'y aller, mais il a insisté. Et nous avons emprunté le pont. » La voix de Christine commence à s'étrangler. « On marchait tranquillement lorsque, soudain, la camionnette est montée sur le trottoir et a zigzagué pour ne pas nous louper. » Les premières larmes jaillissent. « Je me souviens juste m'être dit : "C'est donc comme cela que l'on meurt ?" Je suis restée figée sur place. Je n'ai même pas eu le temps de regarder Xavier. Ni de lui dire au revoir, ni de penser à ma fille, rien, rien du tout ! Et j'ai perdu connaissance. » À son réveil, Christine est secourue par Geoffrey, un Français avec lequel elle restera en contact, comme avec beaucoup de ceux qui l'ont aidée à Londres. Le jeune homme, en le portant jusque dans une ambulance, venait de sauver la vie de son ami, qui s'était fait égorger un peu plus loin, à la terrasse d'une brasserie. « Je ne cesse de lui demander où est Xavier. Je le lui décris un peu, il le cherche partout sur le pont, mais ne le trouve pas. Et, à ce moment-là, je me dis que c'est fini, qu'il est dans l'eau. Pas une seule seconde je n'ai pensé qu'il était vivant ! Pas une seule seconde. C'est bizarre, mais j'ai tout de suite su qu'il était mort. »

L'après-midi s'allonge, et je vois Christine jeter toutes ses forces dans son récit. Le moindre détail compte. Elle me montre des photos d'eux, si heureux. Je m'aperçois qu'elle tient serré sur ses genoux un très joli sac à main. C'est elle qui m'en parlera la première : « Lorsque je me suis réveillée, je n'avais plus mon sac à main. Ma hantise était de ne plus retrouver mon téléphone portable, dans lequel il y avait toutes mes photos et tous ses messages. La veille de mon départ de Londres, les autorités m'ont rendu mon sac. C'est celui-ci : vous voyez, il est impeccable, à peine une rayure… Qui pourrait croire ce que j'ai vécu ? Et mon portable, c'est pareil, il est intact ! C'est à n'y rien comprendre. » Christine se rendra compte un peu plus tard que les lunettes de son compagnon se trouvent dans son sac, lui qui ne s'en séparait jamais très longtemps… « Depuis, je me couche avec ! Je n'ai qu'une peur : les casser en dormant. D'autant plus que certaines parties de mon corps ont perdu toute sensibilité… » Ses larmes se remettent à couler. Devant nous, une montagne de mouchoirs jetables chiffonnés, et du sucre en poudre échappé de son petit contenant de papier obstinément torturé par les doigts nerveux de la jeune femme. Léo, qui travaille depuis plus de vingt ans dans ce café, s'approche gentiment de nous. Attentif et chaleureux, ce fils de harki connaît lui aussi les Invalides par cœur. Lorsqu'il fait chaud, il sort pour offrir de l'eau fraîche aux pensionnaires abrités sous l'auvent, juste devant l'entrée. « Je les bichonne, je les regarde somnoler, je prends soin d'eux : cela aurait plu à mon père. Ils viennent pour voir un peu de monde, pour parler. Ici, j'ai rencontré des gens incroyables : des généraux, des présidents… À la fin de sa vie, François Mitterrand venait souvent se promener dans les jardins ; ses bureaux n'étaient pas loin. Quant à Robert Badinter, il venait rendre visite à Jacqueline Moncorgé, un beau bouquet de fleurs à la main. Aujourd'hui, je n'ai qu'une peur : que les Invalides ferment pour laisser place à une résidence de luxe. » Léo pose son regard sur notre table : « Je vous propose un thé, un petit café ? Des macarons ? Mais qu'est-ce que c'est que ça ? Ah, du sucre ! » Et il en profite pour prendre discrètement les mouchoirs en papier trempés de pleurs qui se sont accumulés sur notre table. « Non, non, laissez ! Je vais le faire ! Je suis désolée », sourit Christine, gênée. « Désolée ? répond doucement Léo avec un sourire désarmant. Mais c'est toute votre vie que je vois là ! Ne soyez pas désolée ! » Puis il repart derrière son comptoir, emportant avec lui un peu de la tristesse de Christine, et nous laissant un temps sans voix.

À la suite de l'attentat, Christine aura le bassin fracturé, deux vertèbres atteintes, quatre côtes et la clavicule cassées, un épanchement au cœur et au poumon… Le rapatriement en France rendu impossible par son état, elle sera dirigée vers le King's College Hospital de Londres, où elle séjournera onze jours. Les autorités françaises dépêcheront deux psychologues auprès d'elle, l'ambassade la bichonnera.

« Je ne me souviens pas de tout, mais je sais que des personnes très bienveillantes se trouvaient à mes côtés. Je n'avais vraiment pas envie de m'en aller, car je me sentais très bien parmi elles. En plus, je n'avais aucune idée de l'endroit où j'allais atterrir. Je ne sortais pas de mon lit. Une jeune femme, elle aussi victime de l'attentat, est sortie du coma deux jours avant que je m'en aille ; elle avait reçu 24 coups de couteau, notamment au visage, et elle s'en est sortie ! En plus, à son réveil, elle a appris que son compagnon était toujours en vie, elle était folle de joie. Cela change tout ! » Sanglots.

Guillaume Apollinaire, s'il avait vécu de l'autre côté de la Manche, aurait peut-être écrit :

Sous le pont de Londres coule la Tamise
Et nos amours
Faut-il qu'il m'en souvienne
La joie venait toujours après la peine

Vienne la nuit sonne l'heure
Les jours s'en vont je demeure.

7

UN « CRABE-TAMBOUR » DÉJEUNE À NOTRE TABLE

Plusieurs mois se sont écoulés depuis mon accident. Ma sœur a lancé le bal la première, et, depuis, ma chambre est remplie de fleurs : roses, orchidées, impatiens de Nouvelle-Guinée… Nos chambres mansardées possèdent généralement un large rebord de fenêtre, sur lequel la plupart des patients entassent leurs trésors. Dans mon cas, il s'agit principalement de livres, offerts par des proches ou des amis journalistes. Des livres choisis avec soin, et fort heureusement aucun de ces *feel-good books* qui tombent des mains. J'accumule également de petits cadeaux fort utiles, comme une boule en plastique pleine de picots (un jouet destiné aux chiens ?) qui m'aide à assouplir ma main droite récalcitrante, un petit coussin rempli de noyaux de pêche (ou de cerise ?) qu'il faut mettre au micro-ondes avant d'en éprouver les bienfaits, ou encore un boîtier Lucifer qui, une fois branché, éloigne les souris…

Car, comme dans toutes les vénérables maisons de famille, les Invalides ont leurs visiteuses, au demeurant assez discrètes. Il m'est arrivé d'en croiser une, un peu paniquée, dans un ascenseur, où personne ne se décidait à monter. Après mon départ des Invalides, j'apprendrai que Lucifer opère toujours efficacement, passant de chambre en chambre, notamment du côté de l'aile Robert-de-Cotte...

Aujourd'hui, une amie chère, grande connaisseuse de l'Asie, me rend visite et me tend comme un trésor une enveloppe blanche décorée d'un bouton de lotus *from among the sacred representation of the Great Seat.* Je l'ouvre avec précaution. À l'intérieur : deux petits sachets contenant chacun quelques dizaines de minuscules grains noirs. Ce sont des *cleansing pills,* rapportées par ses soins de Dharamsala, et bénies par le dalaï-lama, *His Holiness* en personne ! Comment dit-on « alléluia » en tibétain ? Le bon Dieu ne devrait pas me reprocher ces grains à peine gros comme des têtes d'épingle et vaguement amers (« en prendre deux tous les soirs ») qui, à défaut de me remettre sur pied dans la seconde, ne me tuent pas. Dans l'adversité, aucune piste n'est à négliger, surtout pas celles offertes par l'amitié.

Chaque jour, je déjeune avec mon père dans la salle à manger, hélas trop vaste et dénudée pour être chaleureuse. Seules quelques-unes des tables nappées de blanc – environ une dizaine – sont occupées, généralement par des pensionnaires, regroupés selon leurs affinités. En effet, tous les groupes ne se mêlent pas. Aux Invalides, il y a ceux qui ont vécu la Seconde Guerre mondiale, les anciens déportés (de moins en moins nombreux), les communistes, les légionnaires, ceux qui ont fait la guerre d'Indochine ou d'Algérie, les haut gradés, les sous-officiers, les civils, etc. Il y a aussi les militaires blessés en service et les autres (les seconds pensant être moins considérés que les premiers). Bref, toute une géographie invisible, qui peut parfois expliquer certains écarts. Heureusement, il arrive aussi qu'un mélange s'opère et que tout se passe très bien ! Je m'aperçois que les hospitalisés ne viennent que très rarement dans cette salle, la plupart préférant ne pas quitter leur chambre pour les repas. Pourtant, même les invités de passage y sont les bienvenus. Certes, ces repas sont rapides, mais ils constituent un moment de détente et d'échange. On compte les présents, on s'enquiert du sort des absents et on prend des nouvelles des malades. Un jour, je remarque, installé à une table proche de la nôtre et d'ordinaire vacante, un homme au physique peu commun. Profil d'oiseau, yeux clairs très enfoncés, cuir tanné, silhouette maigre et un peu de guingois disparaissant dans un sarouel noir bien trop large... Henri Voillaume est un habitué : une grave blessure récoltée en Indochine l'oblige à revenir régulièrement faire un bilan aux Invalides. Un beau jour d'octobre, nous le convions à partager notre déjeuner, puis nous décidons de poursuivre notre discussion sous les arbres de la cour du Foyer. Henri Voillaume est un personnage de roman.

Sorti de l'École navale en 1952, il est affecté à la dinassaut (division navale d'assaut) numéro 1, basée dans le delta boueux du fleuve Rouge, entre Hanoï et Haiphong, au Tonkin. Le premier commandement de l'enseigne de vaisseau Henri Voillaume est un LCM (*Landing Craft Mechanical*), un engin de débarquement conçu pour transporter troupes et véhicules. Filant dans les courants à une allure comprise entre 7 et 11 nœuds, il est armé d'un canon de 20 millimètres et de mitrailleuses lourdes. Les dinassauts étaient des unités de la marine française, engagées sur les cours d'eau intérieurs de la péninsule indochinoise durant la guerre. Créées en 1947 à la demande du général Leclerc, leur rôle était de transporter, de débarquer et d'appuyer l'infanterie, mais également de surveiller les cours d'eau et d'assurer le ravitaillement des postes isolés (cette façon de procéder sera reprise par les Américains lors de la guerre du Vietnam).

Henri Voillaume se bat vaillamment et sort de la guerre quasiment paraplégique, après un combat aux Sept-Pagodes. « C'était la guerre, tout simplement », remarque-t-il sobrement. Grièvement blessé à la colonne vertébrale, il est rapatrié par avion sanitaire, soigné à l'hôpital de Garches, puis aux Invalides, où il parvient à surmonter son handicap. De retour à la vie civile, l'ancien officier de marine décide de changer de cap. Issu d'une famille profondément chrétienne, il entre dans l'ordre fondé par son oncle, les Petits Frères de Jésus, dont la spiritualité s'inspire de celle de Charles de Foucauld. Il est un temps inscrit maritime (c'est-à-dire qu'il exerce la navigation à titre professionnel : ce système date de Colbert !) pour pêcher le maquereau du côté de Concarneau. « Avec un prêtre plus âgé, nous possédions un canot baptisé *Le Frondeur*. Ma famille m'avait dit que cela m'allait comme un gant ! Pendant deux ans, nous avons pêché la nuit, au nord des îles des Glénan. Nous vendions ensuite nos poissons non pas à la criée, mais "à la cale chère". D'autres frères allaient plus loin, au large de l'Irlande ou encore plus au nord. » Mais l'appel du désert sera trop fort, et ce véritable « crabe-tambour »[1] prendra bientôt le chemin de l'Assekrem, un piton rocheux situé

1. Il s'agit ici d'une allusion au film réalisé par Pierre Schoendoerffer, sorti en 1977, adapté de son roman du même nom publié en 1976 aux éditions Grasset, et inspiré de la vie du lieutenant de vaisseau Pierre Guillaume. Le héros, Willsdorff – surnommé le crabe-tambour –, a combattu en Indochine avant de devenir patron de chalutier.

dans le Hoggar, à près de 3000 mètres d'altitude. Héritier d'une histoire familiale faite de piété et d'aventure, il ignore alors qu'il restera plus de quarante ans dans les sables !

L'air est doux dans le jardin du Foyer. Assis sous un tilleul, Henri Voillaume a posé sa canne en bois d'acacia – sculptée par ses soins – et fume une vieille pipe tirée du maigre havresac qui l'accompagne toujours. « Riquet », ainsi qu'on le surnommait, a mené là-haut, dans ses montagnes, la même vie simple que Charles de Foucauld, habité par un rêve missionnaire et ce cœur surmonté d'une croix qui représentait, au siècle de Péguy, un idéal : partager la condition sociale des personnes « sans nom et sans influence », tout en adorant le Christ. À l'instar de son guide spirituel, qui avait rédigé le premier dictionnaire français-tamasheq, frère Henri parlait la langue des Touaregs. Il était au milieu de ce peuple pour secourir (les femmes lui ont appris à soigner avec les moyens du bord) et témoigner, non pour convertir. Sempiternellement muni de sa canne et de sa boîte à pharmacie, il passe de longues périodes dans le Hoggar, puis dans les campements de réfugiés au Niger et au Mali, adopté par tous, les parents, les enfants, les religieux… « À l'époque, beaucoup de Touaregs avaient perdu leurs bêtes à cause de la sécheresse. L'organisation Caritas (confédération internationale d'organisations catholiques à but caritatif, présente sur tous les fronts de la pauvreté dans le monde) m'a demandé de venir pour les aider et partager leur vie. Je suis resté avec ceux qui ont bien voulu de moi. »

« Riquet » était connu et respecté à travers tout le Sahara.

Aujourd'hui, à plus de 90 ans, Henri Voillaume, taraudé par ses blessures, qui vivait « parmi les hommes », dans une HLM de Vitrolles, est devenu pensionnaire aux Invalides.

Lorsque l'on y vit, on s'aperçoit vite que l'INI constitue l'épicentre du quartier. Mon mari, qui, tous les jours, fait le trajet à pied pour venir me voir, connaît désormais tout le petit monde gravitant autour du dôme : le voiturier de Thiou – l'élégant restaurant thaï –, qui le salue en le voyant repartir chaque soir ; Franck, le SDF qui a installé sa tente Quechua entre le numéro 4 et le numéro 6 du boulevard des Invalides, non loin du portail du gouverneur militaire de Paris, où personne ne pense à venir l'embêter ; les serveurs du Vauban, la brasserie la plus proche, qui dispose d'une belle terrasse en été, terrasse sur laquelle les fauteuils roulants peuvent se glisser sans trop déranger. Les patients de l'INI y sont félicités au fil de leurs progrès par un personnel amical (Jean-Pierre, Laurent, Sayed, sosie de Gad Elmaleh...), devenu expert en éclopés. Au numéro 72 du boulevard de La Tour-Maubourg, on peut faire la connaissance de Didier Pouchard, coiffeur pour hommes qui vient de fêter le trentième anniversaire de son salon ouvert en 1989. Parmi sa fidèle clientèle, des membres du SGDSN (secrétariat général de la Défense et de la Sécurité nationale) voisin, du musée de l'Armée, et même quelques gouverneurs. Passionné par les secrets du bâtiment qu'il a chaque jour sous les yeux – et peut-être par les confidences de ses clients ? –, c'est sur son conseil que je lirai l'excellent ouvrage de l'historien d'art Pierre Schneider, *Un désaccord parfait*[1], qui livre les clefs de l'énigmatique harmonie du célèbre dôme des Invalides. Enfin, il y a ces Sénégalais habitués de la place Vauban. Accrochés à leurs grappes de petites tours Eiffel dorées, ils s'enfuient comme des moineaux à l'approche des policiers, puis reviennent tout aussi vite, une fois le danger écarté, aimantés par

1. Éditions Actes Sud.

la présence de touristes venus découvrir le tombeau de Napoléon. Quelques mots de wolof – *Nangadef?* (« Ça va ? ») *Mangui fi rek !* (« Ça va ! ») –, et les voilà qui repartent en riant, après avoir poliment demandé des nouvelles de « Madame »… Ainsi va la vie aux Invalides.

8

PAIX INTÉRIEURE ET AMOUR ALTRUISTE

Lorsque je rends visite à mon père, au bout du couloir Toulouse, je passe devant une chambre dont la porte reste toujours grande ouverte. Au mur, un drapeau à l'effigie d'un légionnaire coiffé d'un képi blanc attire immanquablement le regard. En face, des dizaines de joyeuses photos de famille, une vierge de Lourdes, un flacon renfermant un peu de terre de Camerone, une flamme de la Légion étrangère, et encore bien d'autres souvenirs, vestiges de toute une vie d'action. Au centre de la chambre, installé dans un fauteuil high-tech, le caporal-chef Kevin Emeneya, 29 ans, tétraplégique. Une balle, tirée le 2 juillet 2010 par un sniper en Afghanistan, l'a atteint en plein front, exactement comme celle qui tua le lieutenant Charles Péguy en 1914. Une balle « qui l'a arraché à la vie sans le donner à la mort[I] ». Miracle du XXIe siècle : Kevin, grâce à son fauteuil

I. Joë Bousquet, *Mystique*, Gallimard, 1973. La colonne vertébrale touchée par une balle allemande en 1918, Joë Bousquet, qui n'a alors que 21 ans, ne quittera plus jamais son lit. Écrivain et poète, il aura pour ami Paul Éluard, Max Ernst, Jean Paulhan, ou encore la philosophe Simone Weil.

connecté et à un téléphone qu'il actionne en inclinant la tête sur le côté, au moyen d'un bouton-poussoir faisant défiler un menu sous ses yeux, peut rester en contact avec les siens. Une minuscule fenêtre de liberté qui lui permet d'échanger messages et photos.

En langage militaire, les circonstances de l'accrochage sont ainsi formulées : « Une compagnie du GTIA (groupement tactique interarmes) Kapisa a conduit une reconnaissance d'action civilo-militaire (assistance aux populations) à l'entrée de la vallée d'Alasay en Kapisa, au village de Manokhel. Elle venait d'achever l'évaluation des besoins du village en matière de développement lorsqu'elle a été prise à partie par des insurgés. »

Kevin est aussitôt secouru, puis rapatrié. La balle a sectionné l'artère irriguant son cerveau. Son casque ne l'a malheureusement pas protégé et semble au contraire avoir favorisé un puissant effet de « blast ». Arrivé à l'hôpital militaire de Percy, à Paris, les médecins jugent son état désespéré, mais sa mère refuse qu'on le débranche et prie chaque jour pour sa guérison. Kevin reste dix-sept jours dans le coma, puis rouvre enfin les yeux. S'il a perdu l'usage de ses jambes et de ses bras, il a encore toute sa tête, et parvient un peu à s'exprimer. Mais « ce que la voix peut cacher, le regard le livre »[I]. Et, aujourd'hui, plutôt que sa cicatrice en étoile, c'est son regard extraordinairement attentif que l'on remarque. Il émane de lui une force et une douceur peu communes. Sur ses avant-bras, on peut lire : « Paix intérieure » et « L'amour altruiste ». Kevin est une leçon de courage à lui seul. La médaille militaire et

I. Georges Bernanos, *Dialogues des carmélites*, Éditions du Seuil.

la croix de la Valeur militaire lui ont été décernées à son retour d'Afghanistan.

Au détour d'une conversation, nous découvrons que son père, ancien du groupe de Papa Wemba au début des années 1980, était le roi de la rumba congolaise au Congo-Kinshasa. Il fut même sacré, dans les années 1980-1990, « artiste africain le plus populaire » du continent ! Un soir, mon mari débarque dans la chambre de Kevin, un téléphone diffusant à fond l'un des plus célèbres morceaux de King Kester Emeneya à la main, puis fait danser l'infirmière chargée ce soir-là du dîner : le jeune homme, si cela avait été possible, s'en serait tenu les côtes. Lui qui aurait tout à fait pu se contenter de mener une vie d'enfant gâté a fait le choix de servir dans la Légion étrangère. Il est impressionnant.

Un jour, en chuchotant (il faut s'approcher tout près de lui pour parvenir à l'entendre), il dit à Philippe : « J'aime bien comment tu t'habilles ! » C'est si inattendu que nous éclatons de rire. Son père était un « roi de la sape », chaussé par J. M. Weston et habillé sur mesure par Gianni Versace... Il jouera devant le président Mobutu, lors de la visite de François Mitterrand à Kinshasa, en 1984. Décédé en 2014, ses funérailles seront grandioses. Le 6 avril 2014, le pape François recevra sa veuve et ses enfants (Kevin a 11 frères et sœurs) au Vatican, en audience privée. En effet, une foi profonde anime Kevin et les membres de sa famille. Chacun conserve chevillé au corps l'espoir d'une amélioration. En attendant, le jeune homme se rend à Lourdes chaque année, passe ses week-ends en famille dès qu'il le peut, et fête parfois Noël à Aubagne, au sein de la Légion, qui ne l'a pas oublié. Il participe même aux Rencontres militaires blessures et sports (RMBS), qui se déroulent chaque année, et à l'occasion desquelles on peut le voir faire du canoë, du cheval ou du vélo. « Moi, Kevin, je le trouve formidable, il me donne le moral », confie Malik, un jeune aide-soignant qui s'occupe souvent de lui. « Mais il n'est pas le seul, ils ont tous des histoires incroyables. Je vais passer des examens et devenir infirmier. J'adore travailler ici. »

Je me réveille souvent tôt. Je sens alors, depuis mon lit médicalisé, le grondement des premiers métros, grondement qui donne le départ d'un jour nouveau. Si loin, si proche, la vraie vie, celle du dehors paraît alors à portée de main. C'en est presque irréel. J'imagine les quais encombrés, les silhouettes pressées, les sacs, les parapluies, les poussettes. J'entends presque le signal de fermeture des portes. Mais cette vie-là, certains d'entre nous ne la retrouveront jamais. Le bruit du chariot annonce l'infirmière. Distribution d'antalgiques, prise de sang (on est mardi) et piqûre quotidienne d'anticoagulant (destinée à éviter les phlébites consécutives à une trop longue immobilisation) précèdent généralement le plateau du petit déjeuner. Ensuite, c'est l'heure de la séance de kiné au gymnase, qui se trouve tout au bout d'un long couloir équipé d'une main courante en bois, elle-même jalonnée de petites étiquettes discrètes : 20 mètres, 50 mètres, 100 mètres... Il s'agit de repères destinés à ceux qui quittent leur fauteuil pour tenter de marcher seuls, à l'aide d'une prothèse ou de cannes anglaises. Un jour ou l'autre, chacun y est chronométré, afin d'évaluer les progrès. À force d'arpenter ce couloir, j'apprends que la table en pierre que j'aperçois par la fenêtre et qui trône dans la cour Saint-Jacques est une authentique table de dissection du XVIIe siècle, présente dans ces lieux depuis l'origine. En la contemplant, impossible de ne pas penser à la glorieuse histoire des médecins qui se sont succédé aux Invalides... Et à nos infortunés prédécesseurs passés sur cette table dans le but d'aider la science à guérir.

En effet, dès sa fondation, le Roi-Soleil pourvoit les Invalides de médecins, de chirurgiens et d'apothicaires, formulant le souhait que ses « chers estropiés » soient aussi bien soignés que lui. Mais, en 1686, les médecins s'inquiètent pour le monarque, torturé par une fistule mal placée. Ils hésitent à l'opérer. Louvois suggère bien une cure aux eaux de Barèges, « mais la cour grimace, objectant la fatigue du voyage et mille inconvénients. Le roi renonce. Et c'est ainsi que, préparée dans le plus grand secret par des essais sur des invalides, l'opération aura lieu le 18 novembre, à 8 heures du matin. Dès le lendemain, Versailles respire : c'est un succès. Le roi est sauf, partout des *Te Deum* célèbrent l'événement, et dans leur église, les invalides heureux – et peu rancuniers – prient pour la santé de leur monarque[I] ».

À propos de ce douloureux épisode de l'histoire de France (la fistule de Louis XIV, opérée en trois heures par le chirurgien Charles-François Félix, qui avait conçu pour l'occasion un bistouri recourbé « à la royale » et jouait là sa carrière...), je dois au capitaine César de m'avoir rappelé son lien avec les origines du *God save the Queen* anglais. En effet, lorsque le roi fut rétabli, Mme de Maintenon décida de grandes réjouissances auxquelles toute la Cour fut conviée. Mme de Brinon, supérieure de la Maison royale de Saint-Louis (future école de Saint-Cyr), compose alors un poème qui sera mis en musique par Jean-Baptiste Lully,

I. *Histoire des Invalides*, chapitre IV, Anne Muratori-Philip, Perrin, 2001.

sobrement intitulé *Dieu sauve le roi.* L'air a beaucoup de succès et est bientôt fredonné dans toute la capitale... Trente ans plus tard, en 1714, le compositeur George Haendel (né allemand mais devenu sujet britannique) fait un voyage à Paris, où il entend le fameux hymne à la gloire du roi et demande aussitôt au poète Henry Carey d'en écrire une version anglaise. Haendel signe alors ce *God save our gracious King* de son nom et le donne à jouer devant le roi anglais George Ier. Succès immédiat ! Plus tard, quand la reine Victoria arrive sur le trône en 1837, l'hymne se transforme tout naturellement en *God save the Queen.*

9

AU CŒUR DU FOYER, PASSE UNE JONQUE SILENCIEUSE

Ce matin, de grosses gouttes de pluie s'accrochent aux carreaux de la fenêtre de ma mansarde, annonçant déjà la fin de l'été. Mon vocabulaire s'étoffe. Je sais où se trouve mon grand dentelé, ce qu'est une artère poplitée, une cicatrice chéloïde, un blessé médullaire, une supination déficiente... Dans le couloir vert lagon reposent – et se rechargent – chaque nuit nos fauteuils électriques. Des batteries sont posées au sol. Des présentoirs chargés de tabliers en plastique, de gants en latex et de produits désinfectants sont à disposition des aides-soignants, qui ont parfois des patients très lourds à traiter, et des pansements à refaire très régulièrement. Une routine bien huilée préside aux soins quotidiens, au cours desquels chacun s'apprivoise un peu plus chaque jour. Bien sûr, nous avons, nous, patients, des préférences (je pense par exemple à Mima, une infirmière serbe, la meilleure piqueuse du service), mais le personnel soignant a lui aussi ses têtes, ce qui est bien normal. Et, en dehors des enterrements – hélas, fréquents chez les pensionnaires –, le seul endroit où nous pouvons tous nous croiser – pensionnaires, hospitalisés, soignants au repos, visiteurs de passage –, c'est au Foyer.

Cet endroit, à l'image de ses portes qui s'ouvrent automatiquement, est un lieu accueillant, une institution, l'épicentre de l'établissement. Il suffira d'ailleurs qu'un feu de cuisine le détruise partiellement pour que nos mines s'assombrissent, et que l'on réalise à quel point la semaine peut sembler longue lorsque ses portes restent closes. Bondé après le déjeuner ou en fin d'après-midi, il est désert le matin, lorsque tout le monde est en soins. J'y ai vu des anniversaires, des pique-niques, des rires, des larmes, et beaucoup de chaleur humaine. C'est également l'endroit où l'on voit les gens se déplier : en fauteuil d'abord, puis avec des béquilles, et enfin debout, parfois même sans canne. Ce fut le cas de Benoît, mon vis-à-vis couloir Quellien, 18 ans et toujours affamé (aux Invalides, Uber Eats marche très fort auprès des jeunes…), dont je me suis soudain aperçue, le jour où il a enfin pu se lever, qu'il mesurait 1,91 mètre. Laurent, Julien, et plus récemment Olivia se succèdent au bar, toujours souriants, toujours prêts à donner un coup de main à leur clientèle atypique et pleine de manies. Il y a André, pensionnaire âgé et facétieux, qui adorait piquer des cigarettes aux nouveaux venus et faire le baisemain aux dames ; les joueurs de cartes, qui viennent tous les jours à la même heure ; celui qui vient chercher du lait chaud le soir, car ça l'aide à dormir ; celui dont il faut sucrer, puis mélanger le café ; les fumeurs qui campent dans la cour été comme hiver… Nous avons, en prime, droit au café le moins cher de Paris (1,25 euro), et même à de la bière (légère, 4 degrés !), introuvable dans les autres hôpitaux…

Dans le Foyer, une seule règle: ne pas bouger les tables, de façon à laisser un passage suffisamment grand pour les fauteuils, mais aussi pour les patients souffrant d'escarres qui, lorsqu'ils viennent d'être opérés, sont allongés sur le ventre sur des brancards fort encombrants. Accrochées aux murs, quelques plaques commémoratives en l'honneur de résidents ou d'importants mécènes. Parmi elles, celle de l'adjudant Jacques Pihouée (1928-2003), pensionnaire à l'INI pendant cinquante-deux ans et bienfaiteur du Foyer. Voici ce que l'on peut y lire: « Engagé volontaire à 17 ans, le sergent Pihouée gagne ses premières décorations en Indochine. À peine rentré en métropole au début de l'année 1950, il ne tarde pas à se porter volontaire pour le bataillon français de l'ONU, en Corée. Le 29 novembre 1950, il débarque à Fusan, seul port sud-coréen resté sous le contrôle des Nations unies. Son arrivée suit de peu l'entrée de la Chine dans le conflit et les premiers revers subis face aux troupes communistes sino-coréennes. Son bataillon est aussitôt intégré au 23e régiment de la 2e division d'infanterie américaine. Dès janvier 1951, il arrête la progression des Chinois à Wonju. Le 1er février, la compagnie de Pihouée est installée en pointe du dispositif franco-américain au cours de la bataille des Twin-Tunnels. Elle mène alors des combats acharnés au corps à corps par –30 degrés et parvient finalement à repousser plusieurs vagues d'assaut successives de deux régiments chinois ! Le sergent Pihouée est très grièvement blessé par balle à la tête, et enseveli vivant sous les décombres causés par les tirs d'artillerie. Il va rester une nuit comme cela, puis être dégagé par des soldats américains, au terme de leur contre-attaque victorieuse. Cet épisode héroïque lui vaut d'être décoré de la médaille militaire et d'épingler une palme sur sa croix des TOE. En raison de la gravité de ses blessures, il rejoint l'Institution nationale des Invalides, alors qu'il n'a pas encore 24 ans. Il ne quittera plus l'Institution, où il est définitivement admis en qualité de pensionnaire en avril 1962. Il y exercera ensuite la fonction de porte-étendard pendant près de vingt années.» Voilà. Quelques lignes sur une simple plaque de marbre, et un destin impressionnant caché derrière. Pihouée a bien connu Jean Lartéguy, qui fut lui aussi hébergé aux Invalides. Comme on aurait aimé écouter les récits que se racontaient ces deux-là...

Plus loin, un tableau représente un pensionnaire moustachu, en uniforme d'un autre siècle, remontant gaillardement le boulevard de Port-Royal. Au-dessus d'une table ronde passe une jonque silencieuse, peut-être offerte par un ancien d'Indochine.

Deux postes informatiques installés dans un coin apportent un peu de modernité, surveillés de près par Napoléon, à gauche de la pendule, et Louis XIV peint en pied. Et puis quelques livres, des revues, des jeux de société, et deux grands écrans plats qui laissent entrer les bruits du monde dans cet espace préservé. C'est ici que j'ai vu, un jour, la famille d'un hospitalisé partager un poulet dominical, en toute simplicité. Si quelqu'un apporte un gâteau d'anniversaire, il n'est pas rare d'en recevoir une part, «pour finir», et ce alors même que l'on ignore tout de la star du jour. C'est aussi là que se trouvent les panneaux d'affichage, avec les événements à venir et les photos des dernières sorties de groupe (soirée à l'hippodrome de Vincennes, visite du musée des Arts forains, concert annuel de la Garde républicaine, barbecues...).

Le Foyer s'ouvre sur une grande cour arborée absolument délicieuse. Des guirlandes tendues entre les tilleuls lui donnent des airs de guinguette. De gros pigeons s'y courtisent au printemps, se poursuivant sans cesse autour des tables et chaises laissées à disposition été comme hiver. On y refait le monde au moindre rayon de soleil. Des amitiés – parfois improbables – s'y nouent, et pas seulement entre fumeurs. On peut même y entendre sauter un bouchon de champagne lors d'une grande occasion, à condition de faire preuve de discrétion. C'est dans cette cour – récemment dotée d'un mobilier de jardin neuf grâce à un généreux sponsor – que je vis un ancien patient offrir un gros bouquet de fleurs à sa douce, membre du personnel ; c'est là aussi qu'un homme, coincé dans un fauteuil, s'épancha après une virée malheureuse dans le sud de la France. Il espérait y rencontrer l'âme sœur, mais celle-ci, comme la Madeleine de Brel, ne vint jamais. Là encore qu'une hospitalisée, Marcelle, et son fils Blaise (gérant du Club des Poètes, rue de Bourgogne, à Paris) organisèrent, par un beau dimanche de septembre, et avec la bénédiction de la direction, un après-midi « poésie ». On redoutait la rencontre de patronage, voix chevrotantes et textes poussiéreux : ce fut incroyablement joyeux. Ce dimanche-là, les amis de Marcelle et de Blaise, amateurs chevronnés de tous les âges, partagèrent avec beaucoup d'entrain leurs « fables au jardin » choisies avec finesse. Anna de Noailles, Paul Fort et Jean Tardieu furent convoqués, sans oublier Henri Michaux et son *Secret de la situation politique*, que l'on devrait rendre obligatoire à l'Assemblée nationale. Outre un exercice de diction redoutable dont Marcelle se sortit avec brio, les démêlés des Ouménés de Bonada et de leurs désagréables voisins, les Nippos de Pommédé, enchantèrent l'auditoire. On peut penser que, ce jour-là, ces petits moments de grâce atténuèrent quelque peu le blues du dimanche soir bien connu des résidents.

Laurent veille sur les lieux depuis vingt-cinq ans. « On n'est pas là pour faire des bénéfices. L'Association du Foyer des Invalides est une association autonome, dirigée par des militaires à la retraite dont l'unique but est de rendre aux gens la vie plus agréable. Je me suis fait de nombreux amis ici, tant parmi les hospitalisés que parmi le personnel ou les pensionnaires. Malheureusement, beaucoup sont partis. J'ai vu des gens renfermés et agressifs s'ouvrir petit à petit, jusqu'à être parfaitement à l'aise. Le Foyer, c'est une grande famille : tout le monde se connaît, tout le monde se parle. Il y a toujours des gens qui ont des choses intéressantes à raconter. Avec, en prime, une petite touche militaire un peu partout et de nombreuses cérémonies tout au long de l'année ! Bref, il s'y passe toujours quelque chose, et c'est ce que j'aime. »

Le Foyer reste ouvert (mais pas le bar) jusqu'à minuit depuis les attentats de 2015. En effet, les victimes, plus jeunes, manifestaient le désir de passer plus de temps hors de leur chambre, de se retrouver. À l'époque, une certaine hypermédiatisation pouvant nuire à leur tranquillité, il avait été décidé de renforcer la sécurité.

Le Foyer est ouvert tous les jours de l'année, dimanche et Noël compris. « Ce jour-là, même si l'on ne sert que trois cafés, il faut être là. C'est la vocation de cet endroit. »

10

LES ESTROPIÉS DU ROI EN LEUR PALAIS

Cet « hostel royal » fut donc voulu et financé par Louis XIV qui, sur son lit de mort, n'y voyait rien de moins que « la grande pensée de [s]on siècle ». Il fut édifié à partir de 1670, afin que soldats blessés et officiers, « tant estropiés que vieux et caducs[I] », aient une demeure digne de leur sacrifice, une demeure où ils pourraient « passer le reste de leurs jours en tranquillité ». En effet, le roi ne supportait plus, lorsque son carrosse le conduisait de Saint-Germain-en-Laye jusqu'au Louvre, de voir ceux qui l'avaient si bien servi et qui avaient été blessés ou amputés mendier sous les ponts de Paris ou se transformer en vide-goussets, avec pour seul but de faire vivre leur famille.

Aucune issue, aucun asile ne leur était offert, hormis le droit d'oblat : celui-ci imposait à certaines abbayes

I. Auguste Solard, *Histoire de l'hôtel royal des Invalides depuis sa fondation jusqu'à nos jours* (tome I), Hachette Livre, 2016.

l'entretien d'un laïc, choisi par le pouvoir royal au sein des « stropiats » incapables de subvenir à leurs besoins. Mais cela ne convenait pas forcément à tout le monde (horaires stricts, interdiction de porter une arme et de fréquenter les gourgandines, ou encore obligation d'assister à tous les offices)...

Or, depuis la signature du traité d'Aix-la-Chapelle avec l'Espagne en 1668, la France était enfin paisible. Le roi Louis XIV, à l'initiative de Louvois, son secrétaire d'État à la Guerre, décida alors de s'occuper du sort des vétérans. Les souverains ont toujours eu le souci de leurs soldats blessés ou vieillissants. Avec plus ou moins de résultats... Dès l'Antiquité, les soldats d'Athènes étaient nourris aux frais du Trésor ; ceux de Macédoine devenaient colons, et on accordait des bénéfices à ceux de la milice romaine. En France, divers rois depuis Charles VII eurent l'intention de fonder un asile définitif pour les anciens militaires invalides. Louis XI fut le premier à leur accorder une pension. Henri III et Henri IV, eux, mirent en place des maisons dites « de la charité chrétienne ». Quant au système des oblats, il fut instauré dans les monastères en 1597.

Puis vint le tour de Louis XIV, qui mit à exécution son grand projet. L'édit d'avril 1674, « perpétuel et irrévocable », fut ainsi rédigé : « Nous fondons, établissons et affectons à perpétuité ledit hôtel royal que nous avons qualifié du titre des Invalides, lequel nous faisons construire au bout du faubourg Saint-Germain de notre bonne ville de Paris, pour le logement, subsistance et entretènement de tous les pauvres officiers et soldats de nos troupes qui ont été ou seront estropiés ou qui, ayant vieilli dans le service en icelles, ne seront plus capables de nous en rendre. »

Depuis 1674, date de l'entrée des premiers élus, on peut constater avec émotion que, dans la France d'Emmanuel

Macron, près de trois siècles et demi plus tard, les invalides sont toujours chez eux aux Invalides ! Jamais le royaume, l'empire, puis la république ne dérogèrent à la mission première assignée à cet édifice ; jamais il ne ferma, pas même pendant la Seconde Guerre mondiale, lorsque les Allemands en occupaient l'aile ouest, faisant cultiver des légumes dans les cours, alors que les blessés français étaient cantonnés à l'est. Tout juste certains furent-ils évacués dans d'autres institutions durant quelques mois, avant d'être vite rapatriés en plein cœur du 7e arrondissement.

Une dizaine d'hectares furent trouvés dans ce que l'on appelait jadis la « plaine de Grenelle », un lieu venté choisi à dessein afin de chasser les miasmes de la maladie. On peut toujours le vérifier : au XXIe siècle, même en pleine canicule estivale, un agréable petit vent souffle dans la cour principale de l'établissement. Tous les châtaigniers de la magnifique forêt de Breteuil furent coupés, afin d'élever la charpente – imputrescible – des bâtiments et des églises. Car l'hôtel des Invalides fut dès le départ conçu pour être à la fois un hôpital, un hospice, une caserne et un monastère. Bref, un projet d'une remarquable modernité…

Les pierres et autres matériaux furent acheminés par bateau, et débarqués dans un petit port construit à dessein au niveau des quais de Seine. Libéral Bruant, membre de l'Académie royale d'architecture, fut choisi par le roi en personne. Connu pour son classicisme, il puisait son inspiration dans l'art antique, loin des folies baroques alors en vogue en Italie. Il avait déjà réalisé les plans de l'hôpital de la Salpêtrière, à Paris, et ceux du château de Richmond, en Angleterre, pour le duc d'York. Trois années lui suffiront, entre la pose de la première pierre le 30 novembre 1671 et l'installation des premiers invalides en octobre 1674. Cet hôtel, où la vie spirituelle occupait une place importante, s'enrichit en 1678 d'une église des Soldats, aujourd'hui plus connue sous le nom de « Saint-Louis des Invalides ». Les pensionnaires avaient leur église, le roi devait par conséquent avoir la sienne... Louis XIV ne pouvant se mêler au peuple, Jules Hardouin-Mansart, qui prit la relève de Libéral Bruant, lui bâtit donc une église royale. Mais le monarque dut patienter : commencé en 1677, le bâtiment ne sera achevé qu'en 1706, soit près de trois décennies plus tard !

« Sire, déclara en ce jour de fête l'architecte, j'ai l'honneur de présenter aux pieds de Votre Majesté la clef de ce temple sacré que votre piété a fait élever à la gloire de Dieu [...]. Ce superbe monument de votre religion marquera à la postérité la plus reculée la grandeur de votre règne. » Louis XIV dirigeait alors le royaume de France et de Navarre depuis le 14 mai 1643, soit soixante-trois ans ! Le bâtiment, avec ses « L » entrelacés et ses soleils omniprésents, fit l'admiration de tous. C'était le symbole même de la monarchie de droit divin, avec le roi en guise de lieutenant de Dieu sur terre. Instantanément, l'église du Dôme incarna l'emblème parisien de la suprématie du souverain. Celui qui mourra neuf ans plus tard à Versailles ne cessera d'imposer son autorité à la face du monde. Sa devise (qu'il n'aimait pas) : *Nec pluribus impar* (« À nul autre pareil » ou, plus sûrement, « Supérieur à tous »).

Très vite, le succès des lieux s'affirmera : près de 6000 invalides seront admis entre 1676 et 1690. « Pour soigner ces officiers et soldats, expliquent les archives de l'INI, l'infirmerie, qui emploie des médecins et chirurgiens prestigieux, préfigure le premier hôpital moderne où les règles d'hygiène sont rigoureuses, la recherche clinique active. »

Huit hectares de toitures, 21 kilomètres de couloirs, une succession de petites cours exquises lorsqu'il fait beau, et une grande cour d'honneur pavée, connue pour les hommages nationaux qui y sont rendus et les discours de haute volée qu'elle inspire généralement à nos présidents... Il faut du temps pour apprivoiser les Invalides. Les hospitalisés – dont je fais partie – sont pris en charge au centre médico-chirurgical. Je me trouve plus précisément en MPR (médecine physique et de réadaptation), couloir Quellien, chambre L18... Cette petite chambre mansardée, sans toilettes ni salle de douche (mais où je suis seule, ce qui n'a pas de prix), sera mon royaume pendant des mois. Une haute fenêtre composée de 24 petits carreaux donne sur la cour Saint-Louis, mosaïque de vieux toits d'ardoise, lucarnes ouvragées et carrées d'herbe tendre. Aux Invalides, impossible de se défaire du passé.

Toute une signalétique nous en enseigne les grands noms. Les pensionnaires résident à Robert-de-Cotte ou Desgenettes, tandis que les hospitalisés sont répartis entre Quellien et Ambroise-Paré... Chacun a ses aides-soignants, ses infirmiers, ses médecins et ses thérapeutes (personnel qui, tous les deux mois environ, passe d'un service à l'autre).

Un petit emploi du temps nous est distribué chaque vendredi soir : une feuille A4 sur laquelle sont notées nos heures de kiné, de balnéothérapie, d'ergothérapie, etc. Pendant mes deux premiers mois ici, j'ai quatre séances de soins par jour ! J'ignore dans quel autre hôpital j'aurais pu bénéficier d'un traitement aussi complet. Et, dès mon arrivée, un cadeau m'attend sur le seuil de ma porte : un fauteuil roulant électrique à cinq vitesses, qui me redonne, à la seconde où je comprends qu'il m'est destiné, le goût irréfragable de l'autonomie. Le lendemain, je dois « passer en staff», une réunion obligatoire pour tout nouvel arrivant. Elle permet à celui-ci de faire connaissance avec son médecin traitant et toute l'équipe amenée à le soigner pendant la durée complète de son hospitalisation. Installée dans mon fauteuil, que je dirige à l'aide d'un joystick – hélas, de la main gauche –, je m'essaie à une pointe de vitesse en naviguant dans les couloirs labyrinthiques de l'INI. C'est très amusant, à condition de bien maîtriser élan et trajectoire lorsque l'on croise des camarades plus fragiles en béquilles, d'autres plus aguerris faisant crisser leurs pneus dans les virages, ou Mohammed, sympathique Peul originaire de Kayes, au Mali, haut perché sur son large char nettoyant, mortel dans les angles morts... Enfin, je trouve la salle où je suis convoquée. Il y a peu d'espace, tout le monde est assis derrière plusieurs tables accolées. Je glisse mon fauteuil plus ou moins habilement (je suis encore en apprentissage) au centre de l'aréopage, à l'unique place libre. Le docteur Lafaye de Micheaux, médecin en chef et militaire, est installé en face; le docteur Frédérique Petit – civile, mais à l'autorité parfaitement reconnue dans cette maison, qu'elle connaît de longue date – se trouve à côté de moi. Elle sera chargée de mon suivi direct pendant toute la durée de mon hospitalisation. Est également présente toute une équipe pluri-professionnelle, équipe qui a sous les yeux mon dossier, mes radios, mes bilans, et qui assurera de près ou de loin ma rééducation. Dans cet établissement amené à soigner des cas souvent lourds (bien plus que le mien), le rôle du médecin est particulièrement difficile: il ne doit surtout pas perdre la confiance du malade, tout en l'aidant à cheminer vers sa vérité. Dans cette unité, j'ai tout de suite conscience de faire partie des chanceux, de ceux qui remarcheront et qui rentreront chez eux sans trop de dommages. La première chose que l'on apprend à l'INI, et je l'ai même entendue de la bouche d'amis fraîchement amputés, c'est qu'il y a toujours « bien pire que soi ».

La piscine est l'un des lieux les plus convoités de mon nouveau royaume. Douze mètres cinquante par huit mètres, une température constante de 33 degrés, et toutes sortes d'appareils de levage afin que les plus handicapés puissent profiter des joies du bassin : en dépit des mosaïques fatiguées et des vestiaires encombrés de fauteuils roulants, un pur moment de détente pour ceux qui tentent de retrouver aisance et motricité, et qui profitent, lors de ces séances de quarante-cinq minutes, des soins d'une kiné extrêmement attentionnée. La petite histoire veut que le général de Gaulle, visitant un jour les pensionnaires, ait demandé à l'un d'eux : « Dites-moi, vous manque-t-il quelque chose ici ? » Et le pensionnaire de répondre, sans la moindre hésitation : « Oui, mon général, une piscine. » Requête immédiatement acceptée par le président : en effet, en 1964, une belle piscine sera creusée sous la cour de l'Infirmerie, contribuant ainsi à faire du service de MPR de l'INI l'un des premiers de France. Le sourire et les dreadlocks de Giovanni à l'accueil, ces moments à discuter librement au ras de l'eau avec ses compagnons de galère, ou à écouter de la musique en nageant, sont autant de précieuses parenthèses dans le parcours des douloureux.

11

L'INCROYABLE DESTIN DE JACKIE

C'est d'abord son nom, apposé près de sa porte, qui nous a frappés: «Moncorgé». Ce nom, c'est aussi celui du grand acteur Jean Gabin, son cousin, qui fut dans une autre vie chef de char du *Souffleur II*, au sein de la 2e DB du général Leclerc, celle-là même qui atteignit Berchtesgaden et le nid d'aigle d'Hitler, en mai 1945. À 40 ans, Gabin était le plus vieux chef de char de la France libre. Il était également devenu le grand ami du futur amiral Gélinet, mon beau-père, qui commandait alors le 2e escadron du régiment blindé des fusiliers marins (RBFM), intégré à la 2e DB. Il fut d'ailleurs, longtemps après, en novembre 1976, chargé de disperser les cendres du comédien dans la rade de Brest, depuis l'aviso *Détroyat*.

Nous avons par la suite eu la chance de faire connaissance avec la charmante vieille dame aux yeux pervenche qui se tenait derrière cette porte du couloir Toulouse. Le courant a dû passer, puisque nous nous sommes rapidement retrouvés invités à son anniversaire, dans le jardin rempli de roses de l'aile Robert-de-Cotte. Son fils Rémy et son épouse y avaient réuni quelques amis fidèles, certains des Invalides, d'autres de l'extérieur : il y avait une Américaine très chic, une jolie dame srilankaise, un voisin de chambre ancien résistant, une amie iranienne extrêmement élégante… Bref, il semblait évident que cette frêle dame de 95 ans, au sourire de jeune fille et à l'anglais toujours impeccable, avait eu une vie peu commune.

Été 1940, Jacqueline a 17 ans. Elle passe son bac à Aubusson, dans la Creuse, où elle s'est réfugiée avec son frère. La famille, de confession juive, n'avait pas d'autre choix : « Il faisait une chaleur terrible, cette année-là. Nous étions hébergés par M. Brodier, le conservateur des hypothèques d'Aubusson. Plus tard, il sera fusillé comme résistant… Tous, le directeur du collège, les enseignants, tous ont dit à nos parents : "Ne vous en faites pas, laissez-nous les enfants, nous les surveillerons, nous serons à leurs côtés." Des gens formidables, mais qui n'avaient aucune idée de ce qui allait se passer. » La situation empirant (les premières lois antijuives de Vichy datent de juillet 1940), la famille réussit, en septembre 1940, à prendre un bateau à Lisbonne, direction les États-Unis. Et voici Jacqueline devant Ellis Island, à New York, en compagnie de sa mère et de son frère (leur père les rejoindra plus tard). « Je n'arrêtais pas de me répéter : "Mais qu'est-ce que je vais faire à New York, qu'est-ce que je vais faire ?" J'ai aperçu la statue de la Liberté depuis le pont de notre bateau, qui appartenait à la compagnie American Export Lines. » Sur ce navire, les jeunes font très rapidement connaissance, mais il y a peu de Français. Et puis c'est Ellis Island et la quarantaine : « Je me souviens d'une salle vaste comme un hall de gare, où nous devions tous dormir, les hommes d'un côté, les femmes et les enfants de l'autre. » Des cousins américains originaires de Des Moines, dans l'Iowa, viennent les chercher : « Ils ont été formidables avec nous. » Jacqueline déteste instantanément New York : « Cette ambiance, toute cette agitation... Pourtant, je parlais anglais depuis l'âge de 5 ans, grâce à une jeune fille au pair. Et je me répétais : "Mais qu'est-ce que je vais faire ? Qu'est-ce que je vais faire ?" » Plus tard, Jacqueline part pour Philadelphie, où elle retrouve une cousine. Cette dernière l'aide à intégrer Bryn Mawr College, la meilleure université de jeunes filles de l'État de Pennsylvanie, où elle restera quatre ans. Mais comment vivre une jeunesse sereine avec tout ce qu'il se passe en Europe ? « Parfois, la nuit, je me réveille ici, aux Invalides, et je me souviens combien j'ai été malheureuse là-bas. » Son frère, un beau jeune homme au physique d'acteur américain (sa photo est accrochée au mur) dont elle est très proche, n'est plus à ses côtés. Il s'est en effet très vite engagé dans la 2e DB. « Nous n'avions que peu de journaux et pas de télévision. Personne à l'université ne s'intéressait à la guerre, personne ne se mettait à ma place. » Heureusement, Jacqueline se fait quelques amies. Un jour, on lui propose d'aider des marins français (non anglophones) en escale à Philadelphie. Elle demande la permission de leur faire visiter Bryn Mawr. Paraît alors, dans la presse locale, une photo légendée ainsi : *Jackie and her sailors* (« Jackie et ses marins »). Peu de temps après se déroule le bal de l'université ; elle décide d'y convier trois ou quatre jeunes marins. « Quand je suis arrivée à la gare pour les accueillir, ils étaient dix fois plus nombreux que prévu ! Tous avec un bonnet à pompon rouge. Ils ont fait sensation ! On a dansé le swing, j'ai eu un succès fou ! » Le 7 août 1942, elle a 18 ans. Elle souhaite s'engager – comme son frère – pour contribuer à la libération de son pays. Mais il lui faut attendre sa majorité. Une délégation de la

France libre s'installe bientôt à New York. Sitôt ses 21 ans révolus, elle va la voir et s'engage. « Pourtant, j'avais peur de tout, même des chats ! Mais il fallait que je participe. » Jacqueline quitte New York pour l'Angleterre, direction Portsmouth, port amiral de la flotte anglaise. Nous sommes en décembre 1943, entre Noël et le jour de l'an. Cet énorme liner abrite 12 000 hommes, toute une division. « Nous n'étions que 17 femmes à bord, dont trois Françaises ! Je me sentais complètement perdue, jusqu'à ce que j'entende cette annonce : *"The three members of the French military mission are supposed to go and have lunch in the dining room."* ("Les trois membres de la mission militaire française sont attendus dans la salle à manger pour le déjeuner.") Des Portoricains sont venus nous chercher. Lors de notre traversée du bateau, les soldats nous interpellaient : *"Hey, Phi-Phi!"* C'était le nom d'une opérette française, très en vogue à l'époque. » Le calme avant la tempête.

Car la traversée est périlleuse. « La mobilisation américaine n'en était qu'à ses prémices, et les sous-marins allemands nous terrifiaient. En plus, je n'avais aucune nouvelle de mon frère, André. Je me demandais tout le temps où il était. J'étais douée pour les langues, mais alors pour tirer ou pour marcher… Je faisais tout à l'envers. Mon demi-tour droite se retrouvait toujours à gauche ! »

Affectueusement encouragée par son fils Rémy, Jacqueline remonte le temps, retrouve un passé immortalisé par les photos sépia accrochées aux murs de sa chambre calme et inondée de soleil. Elle rit encore, préférant, pleine d'élégance, mettre autant de légèreté que possible dans le récit de ces années tout sauf insouciantes.

Elle fait ses classes de futur officier de liaison au camp de Camberley, puis à celui de Guilford, visité par le général de Gaulle. « De Gaulle qui, généralement, ne semblait pas vraiment intéressé par les bonnes femmes, sembla ému en voyant toutes ces petites jeunes filles en uniforme défiler devant lui... »

De temps en temps, lorsqu'elle a une permission, elle se rend à Londres, où elle retrouve sa grande amie Anne-Marie Javal, aux côtés de laquelle elle a quitté les États-Unis. Un peu plus âgée que Jacqueline, Anne-Marie avait fait HEC Jeunes Filles et était devenue l'une des secrétaires personnelles du général de Gaulle.

Arrive juin 1944. « Au moment de partir, l'une des filles a fait une crise d'épilepsie. On ne savait pas où on allait. On a embarqué à Portsmouth. Soixante Anglaises étaient là, contre seulement trois Françaises. La mer était très mauvaise. Je me souviens avoir été malade. C'était le 23 juin, le Débarquement avait donc déjà eu lieu. Je devais sauter dans l'eau depuis le bateau, avec tout mon barda sur le dos : ma mitraillette, ma tenue de combat, mon masque à gaz... J'avais peur, mon cœur cognait. On a débarqué à Omaha Beach, la plage qui avait été la plus sanglante. Elle était encore encombrée de carcasses de chars et d'ambulances, et la population semblait avoir disparu. Nous étions très émues de revoir la France. Nous avions parié sur celle qui toucherait le sol français en premier... »

Son unité séjournera quatre jours à Bayeux. « Nous avions des écussons "France" partout sur nos uniformes. Mon père m'avait fait tailler un costume sur mesure. J'étais la seule à avoir un petit col en fourrure, car il avait peur que j'aie froid. C'est comme cela que l'on me reconnaît sur les photos. » Ce détail fait remonter en elle une vague d'émotion. « Je me souviens de notre visite à Caen. Les garçons nous regardaient passer dans nos camionnettes et nous lançaient : "Oh, des Anglaises, des Anglaises !" Alors, on leur criait : "Non, on est françaises !" » Rattachée aux troupes de la 8e armée commandée par le général Montgomery – qu'elle surnomme « Monty » –, la jeune femme restera six semaines en Normandie, où elle aura le bonheur de retrouver André. « Il était dans un grand champ, près de Sées, dans l'Orne. On ne s'était pas vus depuis deux ans et demi, et on se retrouve là, sous un pommier ! Il s'est retourné vers moi et m'a dit : "Ah, je suis content de te voir ! Je t'ai gardé du savon et de la confiture." Ses camarades lui disaient : "Mais tu es sûr que c'est ta sœur ?" Ensuite, à la faveur d'une permission, j'ai retrouvé Paris. Quel bonheur ! Le pont de Saint-Cloud, la Seine, la tour Eiffel, Notre-Dame… »

Après la libération de Paris le 25 août 1944, Jacqueline est rattachée aux troupes américaines de la 3e armée du général Patton, et continue la campagne d'Alsace, jusqu'en Allemagne. Elle traverse le Rhin à Saint-Goar, tout près du rocher de la Lorelei, passe par Mauthausen et Dachau (déjà vides), puis entre à Buchenwald en avril 1945, un camp hélas encore occupé. Elle se souvient avoir donné à manger aux malheureux se trouvant là, elle se souvient des charniers, des amoncellements de corps, elle se souvient avoir vu tant d'horreurs… Son regard se perd un long moment, tourné vers un passé indicible. Plus tard, ses pas la conduiront dans la ville de Munich, « affreusement bombardée », puis au Berghof, qu'avait également rallié son cousin, Jean Gabin. Toute une guerre à traduire des documents, à faire l'interprète, à aider les blessés…

Arrive l'heure de la démobilisation. Le 3 juin 1948, elle épouse l'avocat de son père, à Paris. « Je l'ai rencontré lors d'une petite réception où l'on fêtait la libération de Paris. J'étais en uniforme. Il m'a demandé : "Quel temps fait-il en Normandie ?" Je me suis alors dit que ce gars-là ne devait pas être bien intéressant. En fait, il avait de l'humour et était très cultivé. »

Jacqueline fondera une famille, s'inscrira à la Sorbonne pour suivre des études d'espagnol, puis fera du russe pendant quarante ans.

Aujourd'hui, elle coule des jours paisibles aux Invalides, entourée par ses proches. Et, de temps à autre, reçoit un joli bouquet de fleurs de la part d'un autre cousin, Robert Badinter.

12

UN HÔPITAL QUI NE RESSEMBLE À AUCUN AUTRE

À l'instar du Val-de-Grâce, prisé du dalaï-lama, de Jacques Chirac, et de bien d'autres personnalités, les Invalides, de par leur réputation et leur situation au cœur des quartiers chics de Paris, ont aussi leur lot de célébrités (certaines plus encombrantes que d'autres). Geneviève de Galard, l'amiral de Gaulle, le père Ceyrac, Pierre Tchernia, Danielle Mitterrand, Jacqueline de Romilly, ou encore Roland Dumas : tous ont un jour passé la grille du numéro 6 du boulevard des Invalides, afin d'intégrer discrètement l'hôpital (beaucoup plus rarement l'aile des pensionnaires).

Pour le président algérien Abdelaziz Bouteflika, un couloir entier avait été réservé au premier étage. Le personnel devait porter un badge particulier, et des gardes du corps surveillaient chaque issue. L'INI assure également les urgences de la présidence de la République : ainsi, le dimanche 14 mai 2017, alors que la passation de pouvoir entre François Hollande et Emmanuel Macron avait eu lieu le matin même, le standard de l'INI reçut, dans l'après-midi, un appel urgent : François Hollande devait faire l'objet de soins sur-le-champ. En somme, une bien mauvaise journée...

La plupart des soignants exerçant aux Invalides sont des personnels civils de la défense nationale : ils ont dû, pour devenir titulaires, passer devant un jury composé de médecins et de psychologues militaires. Cependant, ceux qui souhaitent rester contractuels le peuvent. Avec vingt-cinq ans de maison au compteur, Viet est l'un des kinés les plus expérimentés des lieux.

Passionné de rock et de littérature, il possède surtout des doigts en or... Justement, j'avais lu, peu de temps avant mon accident, *Les Mains du miracle*, de Joseph Kessel[1]. Ce livre raconte l'incroyable histoire de Felix Kersten, un homme qui parvint à sauver des milliers de victimes du nazisme car Himmler (qui souffrait du nerf « sympathique », cela ne s'invente pas) ne pouvait plus se passer de ses massages. Le pouvoir du toucher : vaste sujet dont nous discuterons ensemble, entre mille autres choses. Car Viet adore discuter avec ses patients. « Lors de nos études, nous faisons des stages dans divers hôpitaux, mais je dois dire qu'aucun ne ressemble aux Invalides. Ici, on n'a pas le sentiment d'être à l'hôpital. On entre sur le site en même temps que les touristes, qui, eux, viennent admirer le tombeau de Napoléon. Rien que cela, ce n'est pas banal ! Et puis les cours successives, les arbres vieux de deux siècles, la hauteur sous plafond du gymnase, la lumière qui inonde toutes les pièces, alors que dans

1. Joseph Kessel, *Les Mains du miracle*, Gallimard, 1960.

certains établissements, on ne quitte jamais le sous-sol… Ici, l'ambiance est familiale. Le fait que tout le monde travaille en même temps au gymnase est vraiment très agréable. Dans d'autres hôpitaux, tout est bien plus sectorisé : un kiné par étage, ou beaucoup de travail en chambre. C'est plus impersonnel : on manque de place, et il y a souvent une autre personne dans le lit voisin. Ce n'est pas du tout la même liberté. Aux Invalides, la plupart des patients se rendent au gymnase – ou dans les box attenants – pour se faire soigner. On peut même, avec les plus autonomes, aller dans le jardin, ou travailler l'équilibre sur les pavés. Traverser la cour d'honneur, ce n'est pas facile, mais le cadre est tellement exceptionnel ! Et emmener les patients voir les lapins, nombreux sur le site, c'est aussi quelque chose de très joyeux. »

Cette impression de lieu familial doit beaucoup au fait que les Invalides sont une petite structure, au sein de laquelle tout le monde se connaît plus ou moins. Carole, chevelure de neige et regard clair qui voit tout, est elle aussi une kiné chevronnée. En poste à l'INI depuis dix ans, elle semble penser comme Viet : « Le gymnase, que l'on appelle également "plateau technique", c'est un village au sein duquel nous parvenons malgré tout à garder une certaine intimité avec le patient. » Carole impressionne par son calme et son empathie. « Aux Invalides, tout le monde découvre sa propre histoire à l'aune de la grande histoire, et cela force le respect. C'est un lieu qui convoque. Tout le monde révise. C'est pourquoi, avant même de commencer à les former, je donne toujours à lire à mes stagiaires la BD retraçant l'histoire des Invalides[1], BD que l'on peut

1. Philippe Glogowski, Guy Lehideux, *Les Invalides*, Éditions du Signe, 2011.

acheter au Foyer. » La kiné habite alors à 50 mètres de l'ancienne rédaction de *Charlie Hebdo*. Le jour de l'attentat, elle s'est précipitée dans la rue pour aider les blessés. Une expérience qui l'a fortement marquée. « On parle souvent des morts, mais rarement des blessés. On les oublie. Or, ici, nous les accompagnons. Nous sommes témoins de leur reconstruction et voyons combien c'est long et difficile. »

Il n'y a qu'à lire *Le Lambeau*[1], un saisissant autoportrait rédigé par Philippe Lançon, survivant de *Charlie Hebdo* et ancien patient des Invalides, pour s'en convaincre. Lui qui, soudain, a vu « sa vie transformée en destin », a écrit de magnifiques pages sur son nouveau « château », sur le « dôme du tombeau se détachant sur le ciel », et sur le vertige que l'on ressent lorsque l'on se promène seul, à la nuit tombée, dans l'enceinte tricentenaire. Aucun nouvel arrivant n'échappe au sortilège : un jour, il se surprendra à faire visiter le site à ses invités, en véritable châtelain. Peut-on trouver lieu plus aux antipodes de *Charlie Hebdo* que les Invalides ? Pourtant, c'est bien là, à l'ombre d'une église royale, et parmi des soldats blessés, que plusieurs victimes de *Charlie* ont trouvé réconfort et soutien, n'hésitant pas ensuite à louer l'infinie patience de leurs soignants, et l'incroyable apaisement procuré par cet endroit. C'est un peu comme s'il y avait dans l'air autant de particules de bienveillance et de compassion qu'il y a eu de malades au cours des siècles passés.

Carole, elle aussi, a dû être soignée à un moment de sa vie. Elle dit fort joliment que les Invalides l'ont « relevée ». Quand on l'interroge sur les limites de son rôle, elle répond sans hésiter : « Nous sommes des témoins. Ce sont les patients qui se soignent. Je mets simplement mon savoir

1. Philippe Lançon, *Le Lambeau*, Gallimard, 2018.

à disposition : certains s'en saisissent, d'autres non. La vraie différence est là : chacun se met en route à sa façon. Ici, des gens m'ont bouleversée, d'autres m'ont façonnée. Je pense à des patients dont j'ai lu les livres, je pense à certains résistants. »

Il arrive régulièrement que les soignants organisent une réunion « de famille » pour tel ou tel patient. Cela permet de mettre des mots sur ce qui n'a pas été forcément compris par le malade ou son entourage. Sont alors réunis autour du chef de service les intervenants directs travaillant avec lui au cours de l'hospitalisation, mais également son médecin traitant et la famille proche. L'idée est de faire un point pédagogique, d'établir des objectifs réels et de dire clairement, notamment pour une personne victime d'un AVC ou nouvellement paraplégique, quelles sont les marges de progression, les changements à anticiper pour le retour à la maison, les espoirs à abandonner définitivement... C'est le moment où bien des rêves s'écroulent, et où des difficultés relationnelles sont susceptibles d'apparaître... Lorsque le mari d'une patiente ayant fait un AVC déclare que sa femme ne rentrera pas à la maison tant qu'elle ne sera pas redevenue comme avant, il faut parler. Il est indispensable de mettre la famille en confiance et des mots sur les choses difficiles à encaisser. « Aux Invalides, les patients trouvent un lieu de vie temporaire au sein duquel des liens extrêmement forts se créent. Et souvent, ils ont beaucoup de mal à nous quitter », m'explique le docteur Frédérique Petit.

« Mais qu'est-ce que je vais faire de vous ? »

Lorsque je fais la connaissance du docteur Petit, je viens d'intégrer ma petite chambre. Je suis hospitalisée depuis presque trois mois (en Bretagne), et peux enfin passer à la rééducation. Je découvre mon nouveau domaine et n'en mène pas large. Cet accueil un peu frais saura par la suite me faire d'autant plus apprécier les encouragements de celle qui sera mon médecin tout au long de mon séjour, et dont tout le monde – je l'apprendrai en discutant avec mes congénères – apprécie le langage cash et la profonde humanité. Depuis dix-huit ans aux Invalides, le docteur Petit a connu un grand nombre d'entretiens difficiles. «Je soigne quelques militaires d'une vingtaine d'années. L'armée, c'est leur vie. Alors, pour eux, se battre, pouvoir retrouver le terrain, c'est quelque chose de très important. Le problème, c'est que, parfois, leurs séquelles ne leur permettent pas, à la fois sur le plan physique, psychiatrique et cognitif, de retrouver cette vie-là. Heureusement, il existe ici un partenariat extrêmement important entre les services de rééducation et les cellules d'aide à la réinsertion des blessés (par exemple, la Cabat, Cellule d'aide aux blessés de l'armée de terre, mais on trouve la même chose pour la marine, l'air, ou encore la gendarmerie, et cela va bientôt s'étendre à la police). Le but de l'hôpital et de l'armée, c'est de pouvoir réintégrer au maximum ces jeunes blessés. On ne les laisse pas tomber. Mais c'est compliqué pour eux : quand on leur propose un poste sédentaire, ou un poste subalterne pour ceux qui commandaient, c'est souvent difficile à accepter. »

Le docteur Petit était chef de clinique à l'Assistance publique lorsqu'elle a appris qu'un poste était à pourvoir à l'INI.

« Bien sûr, le lieu est enchanteur, mais j'ai avant tout été séduite par la diversité de la prise en charge et de l'équipe soignante. En plus des kinés, des ergothérapeutes et des orthophonistes, on trouve ici des neuropsychologues, des psychomotriciens, mais aussi de la psychologie clinique... L'offre de soins est vraiment très complète. Je me suis tout de suite dit qu'ici les patients étaient bien pris en charge. » Aux Invalides, le docteur Petit, qui est une civile, fait connaissance avec le monde particulier des anciens combattants, ces hommes et ces femmes qui ont servi leur patrie et dont il faut désormais s'occuper. « Que l'on arrive encore à respecter la mission première des Invalides, c'est extraordinaire ! » Mais quand, au premier trimestre 2016, arrivent les victimes des attentats : « Là, tout à coup, nous avons été projetés dans notre propre histoire. Nous avons vécu ces moments avec angoisse et stupéfaction. Il n'était plus question de personnes ayant participé à des moments d'histoire appris à l'école, de personnes stabilisées depuis longtemps... Il s'agissait de patients racontant des faits de guerre ! Il leur arrivait de hurler la nuit, de faire des cauchemars. Là, il s'agit de notre histoire contemporaine, et on a été capables, grâce à cette institution, de répondre à sa mission première. Ces personnes ont été blessées, meurtries, au nom de ce qu'elles représentaient, c'est-à-dire la France. »

Heureusement, il y a aussi les grandes joies : lorsque des patients paraplégiques rencontrent l'âme sœur, lorsqu'ils fondent une famille ou retrouvent un travail... « Nous devons accepter le fait que nous ne guérissons généralement personne : il est rare que nos patients récupèrent *ad integrum*. Même si certains, par leur courage, leur détermination et leur force, nous épatent, il faut malheureusement admettre que la motivation ne suffit pas : les séquelles dépendent en grande partie de l'importance des lésions cérébrales, médullaires ou orthopédiques. À nous de les diminuer. La médecine permet à ces patients de progresser ; la société doit quant à elle leur faire de la place. »

L'emploi du temps du docteur Petit étant extrêmement chargé, nous étions convenues de nous retrouver le jour de la Saint-Jean pour réaliser cet entretien, et non pas entre deux portes, ou au cours de sa visite hebdomadaire, qui prend chaque fois des allures de marathon. Il faisait très beau, et nous avions décidé de discuter dans la cour du Foyer. Mais, à l'INI, la Saint-Jean est synonyme de jour de fête : c'est l'un de ces moments de cohésion au cours desquels tout le monde se retrouve. Bientôt, pensionnaires, hospitalisés, soignants, médecin général inspecteur et gouverneur étaient venus occuper les tables dressées un peu partout autour de nous. Certains portaient des canotiers, d'autres s'étaient déguisés. Des guirlandes et des fanions colorés avaient été accrochés aux arbres, tandis qu'un menu spécial avait été concocté par les cuisines. En pleine discussion, la voix de Jeanne Mas (« En rouge et noir, mes luttes, mes faiblesses... ») était venue couvrir celle du docteur Petit. Dalida (« Laissez-moi danser... ») et Michel Delpech (« Pour un flirt avec toi, je ferai n'importe quoi... ») avaient ensuite pris le relais... Il était temps d'en rester là.

13

IDA NE VEUT PLUS ATTENDRE

Il n'existe pas de service d'urgences aux Invalides: généralement, les militaires blessés sont d'abord dirigés vers l'hôpital Percy ou Bégin, où ils sont opérés, avant d'arriver aux Invalides pour leur rééducation, point fort de l'établissement. Là, ils côtoient des patients civils – eux aussi opérés ailleurs –, et notamment des victimes d'attentats. Ils sont 27 à être encore suivis régulièrement à l'INI.

L'attentat du RER B à Saint-Michel, en juillet 1995 (8 morts, 117 blessés), les tueries de Montauban et Toulouse, perpétrées par Mohamed Merah en mars 2012 (7 morts, 6 blessés), l'attentat de *Charlie Hebdo* en janvier 2015 (12 morts, 11 blessés), les attentats du 13 novembre 2015 (130 morts, 413 blessés)... Chaque fois, la stupeur, l'horreur, puis les urgences et les Invalides aux premières loges. Dans sa chambre souvent plongée dans la pénombre, le caporal-chef Loïc Liber, 33 ans, ancien sportif accompli, ne peut plus bouger ni bras ni jambes. Deux balles tirées par Mohamed Merah – au niveau de la gorge et de la moelle épinière – l'ont laissé pour mort, lors d'une pause déjeuner, devant un distributeur de billets de Montauban. Les deux camarades qui l'accompagnaient sont décédés. Lui a survécu après une semaine de coma. Devenir parachutiste était son rêve; le voilà tétraplégique. Anonyme, oublié, il se bat courageusement depuis sept ans, avec l'aide de ses parents, Émilienne et Jean-Luc, dans l'espoir de pouvoir regagner un peu d'autonomie, et pourquoi pas, un jour, sa Guadeloupe natale. Le simple fait d'ouvrir les yeux ou de parler le fatigue. Alors, en octobre 2017, à l'occasion du procès du frère de Merah, c'est par visioconférence qu'il a témoigné, écœuré, tout comme son père présent au tribunal, par les effets de manche de certains tribuns se saisissant de l'aubaine et des caméras pour se pavaner. Bien loin de ce cirque médiatique, protégé par les murs des Invalides, Loïc poursuit un autre combat.

« Après les attentats du 13 novembre, une vingtaine de victimes ont été admises, m'explique un thérapeute. Avec des dégâts aux niveaux physique et psychologique… On n'avait jamais vu ça. Certes, on avait déjà eu des blessés d'Afghanistan ou du Mali, mais ils arrivaient au compte-gouttes, Dieu merci. Là, une vingtaine d'un coup pour seulement 80 lits, vous imaginez… Et en plus, que des jeunes, la plupart très abîmés. Pour certains soignants, cela a été très difficile. »

« Il s'agissait de patients comme les autres, mais leur nombre nous a un peu abasourdis, reprend une autre soignante. Et, en fait, en y réfléchissant bien, je pense qu'ils n'étaient pas comme les autres, notamment du fait de la pression médiatique. Il fallait les protéger. »

Évoquer le syndrome de victimisation n'est pas chose aisée mais a pourtant du sens aux Invalides, où le personnel a vu passer tant de cas graves, tant de victimes des conflits ne se déroulant pas en direct sur les réseaux sociaux. « Certains blessés des attentats avaient le sentiment que rien n'était plus grave que ce qu'ils avaient vécu. Qu'ils étaient le pire. Peut-être en allait-il de leur survie. » Aux Invalides, le poids de l'histoire et la nécessaire distance thérapeutique des blouses blanches ont sans doute contribué à l'apaisement.

La première fois que j'ai vu Ida, étudiante en master de biologie, elle était assise au Carré des Invalides, le café ouvert à tout le monde – et notamment aux touristes – qui se trouve à la gauche du dôme, dans l'enceinte même de l'INI. Elle était interviewée par une équipe de télévision, car elle se préparait à partir pour l'édition 2018 du rallye Aïcha des Gazelles avec, pour équipière, son infirmière et amie, Laura. Ida la brune, 28 ans, Laura la rousse, 30 ans : un duo bien connu des Invalides, un mental d'enfer et une énergie folle. Le 13 novembre 2015, alors qu'elle se trouvait à la terrasse de la Belle Équipe, Ida a été touchée par 10 balles de kalachnikov. « Mon frère est anesthésiste-réanimateur à la Pitié-Salpêtrière, et il travaillait ce soir-là. Au cours de la nuit, il a réanimé l'une de mes amies. Il ne m'a retrouvée que vers 10 heures du matin, à l'hôpital Henri-Mondor. Il a vu l'état dans lequel j'étais et, avec le recul, m'a dit : "Nous, on t'aurait probablement coupé la jambe…" J'ai été opérée durant vingt heures. Les équipes tournaient : des chirurgiens orthopédistes s'occupaient de ma jambe, puis du bras de mon amie Chloé, et ainsi de suite. Il semblerait que cela ait duré presque une journée. » J'écoute Ida. Nous buvons un café dans le jardin du Foyer, installées autour d'une lourde table métallique. Ida, qui s'aide à peine d'une canne pour marcher, revient ici, aux

Invalides, pour ses séances de kiné, qui lui font beaucoup de bien. Elle se déplace désormais à vélo électrique, son cadeau de départ de l'hôpital. « Les marches de métro, la foule... Je ne peux plus. Un coup d'épaule suffit à me faire peur. Et puis on a l'impression de gêner parce que l'on ne va pas assez vite. De toute façon, avant, je faisais tout à vélo. J'ai donc juste repris mon mode de vie. »

Une maman d'origine russe décédée d'un cancer quand elle avait 12 ans, un père ingénieur souvent en déplacement, ce frère médecin qui n'a cessé de la soutenir, un oncle et une tante dont elle est très proche, et même un cousin plus jeune qui, longtemps après l'attentat, continuait à lui envoyer des messages pour savoir où elle était et si tout allait bien... Ida est entourée, Ida est solide, Ida s'exprime cash, sans apitoiement, comme tous ceux qui ont dû se battre pour retrouver le monde des vivants. Comme tous ceux qui n'ont plus de temps à perdre. « J'ai été touchée à différents endroits – bras, dos, torse... –, mais aucun organe vital n'a été atteint. Ma chance, c'est que j'ai vu le terroriste un quart de seconde avant qu'il commence à tirer. J'ai donc eu le temps de pivoter : au lieu d'être de dos, je me suis retrouvée de profil. Les balles sont entrées de travers. C'est ce quart de seconde qui fait que je suis encore là. J'ai reçu trois balles dans le haut du corps, puis je suis tombée à terre. Là, le corps d'une victime, en faisant rempart, m'a protégée. La deuxième rafale a atteint mes jambes. Un moindre mal. » Sauf qu'elle attendra deux heures avant d'être évacuée et qu'elle perdra beaucoup de sang. Malgré un pronostic vital engagé, elle restera parfaitement consciente : « Je me suis assise et j'ai répété mon nom, mon groupe sanguin, jusqu'à ce qu'on les inscrive sur ma poitrine. J'ai tâché de me faire des points de compression, en attendant que quelqu'un le fasse à ma place. Je n'ai jamais perdu connaissance. Je l'ai vu. Je l'ai vu et je l'ai entendu dire "Allahou Akbar" avant de tirer. Il ne l'a pas dit fort, mais il l'a dit. Moi, j'ai compris tout de suite que c'était un attentat. »

Ce ne fut pas le cas de toutes les victimes, ainsi qu'on peut le voir dans le remarquable documentaire des frères Naudet[I]. Ida va ensuite rester un mois en réanimation, essentiellement car il est très délicat de la déplacer. Il faut notamment faire attention à sa jambe, sorte de plaie géante, sur laquelle elle va d'ailleurs subir une greffe de peau. « Les soignants venaient me voir le matin et regardaient ma jambe. Parfois, ils décidaient de changer le pansement. Cela signifiait une sédation complète. Un simple courant d'air me faisait hurler de douleur, alors vous imaginez le changement d'un pansement ! Du coup, j'avais droit à de la kétamine et à de la morphine... Et quand cela ne suffisait pas, c'était anesthésie générale et bloc... » Le 19 janvier 2016, elle prend enfin ses quartiers aux Invalides, où elle restera jusqu'au 30 novembre 2016. « Onze mois qui sont passés à une vitesse incroyable. Quand je suis arrivée ici, je reprenais des douches depuis seulement une semaine. Un fauteuil électrique m'attendait. Quel bonheur de pouvoir se déplacer ! J'allais partout, personne n'avait à me pousser, il fallait juste m'aider pour le transfert. Et puis j'ai enfin pu retrouver mes amies, déjà en rééducation. C'était la première fois que nous nous revoyions depuis les attentats

I. Seize ans après *9/11*, un documentaire consacré aux attentats du 11 septembre 2001, Jules et Gédéon Naudet, deux frères américains d'origine française, rendent disponible sur Netflix, le 1er juin 2018, un remarquable documentaire (divisé en trois parties) sur les attentats parisiens, *13 Novembre : Fluctuat Nec Mergitur*.

et la perte de notre ami. Pour elles, ce fut une très grande émotion. Moi, j'ai eu moins de mal à gérer, car j'étais certaine de les revoir : le fait de les savoir en vie avait suffi à me rassurer. » Commence alors une phase durant laquelle il lui faut tout réapprendre : l'autonomie, les gestes les plus simples, tout. Et la souffrance physique ? « Je n'avais plus de très grosses douleurs. J'avais encore mal, mais ce n'était rien comparé à ce que j'avais subi auparavant. J'avais déjà bien travaillé avec la psychologue de l'hôpital Henri-Mondor, psychologue avec laquelle je m'étais très bien entendue. Dans ma tête, c'était assez carré : l'objectif était de remarcher. Je me suis donc mise en mode "robot". Mon frère m'a aussi beaucoup poussée. En réanimation, alors que je n'arrivais pas du tout à bouger, il me disait : "Contracte tout ce que tu peux contracter, sinon tu vas perdre tes muscles." Au début, je n'arrivais même pas à tenir ma tête, mais il ne me lâchait pas : "Redresse la tête !" Petit à petit, cela a fonctionné. »

Quand son frère apprend qu'elle va faire sa rééducation aux Invalides, il se réjouit pour elle : « Tu vas avoir de fantastiques kinés, ce sera super. » Et cela a tout de suite bien commencé : « Lorsque je suis arrivée ici, la première personne sur laquelle mon regard s'est posé depuis mon brancard, c'est Laura. Cette dernière m'a accueillie avec une énergie folle et un incroyable débit de parole, moi qui ne pesais plus que 50 kilos et qui étais complètement anémiée. Je me suis dit : "Waouh ! Elle est sympa, c'est cool !" » Laura, une jolie rousse aux yeux bleus, qui n'hésitera pas à sauter en parachute avec Ida et le capitaine César…

Ida intègre le service du médecin en chef Jean Le Guilloux. « Il a tout de suite cerné ma personnalité. Il a posé une paire de béquilles au fond de la pièce et m'a dit : "Ça, c'est ton objectif pour dans un mois." Un mois ? Je n'en revenais pas ! Et, au final, peut-être pas au bout d'un mois, mais de deux, je montais cinq étages avec ces béquilles ! Le docteur Le Guilloux a vite compris qu'il fallait me pousser. Aux Invalides, on vous donne ce dont vous avez besoin, même si cela coûte cher. Je pense que cela n'existe pas ailleurs, en tout cas pas dans l'AP-HP (Assistance publique – Hôpitaux de Paris). Ici, on vous offre le meilleur. Moi, par exemple, j'ai pu reprendre les cours en septembre, et ce alors même que j'étais encore hospitalisée. En effet, durant l'été, on a découvert que je souffrais d'une infection osseuse au niveau du pied. Par conséquent, j'ai dû subir une opération deux jours avant la rentrée, opération consistant à me retirer un bout d'os. Après cela, cure intensive d'antibiotiques pendant un mois ! Mais, problème de taille, cette cure devait se faire par perfusion (en plus des comprimés). Il y avait donc deux options : soit on me faisait une perfusion toutes les quatre heures, soit on me procurait des diffuseurs jetables (et très chers) que l'on garde toute la journée, mais qui permettent de se déplacer. La deuxième option a finalement été retenue, ce qui m'a permis de retourner à la fac sans perdre une année... » Ida s'amuse d'être encore étudiante à son âge. « Je sais, c'est un peu tardif, mais, en même temps, cela arrive tôt dans ma nouvelle vie. » Dans la première, elle était chef de rang dans un restaurant situé près du parc Monceau et adorait son travail. Mais rester debout en permanence, ce n'était plus possible, et rester sans rien faire, pas le style de la maison. « Ce qui a changé dans ma vie, c'est que je ne veux plus, que je ne peux plus attendre. Il faut faire les choses quand on en a envie, sans tarder. » Ida rêvait depuis toujours de se rendre au Pérou, sur le site du Machu Picchu, mais n'avait jamais trouvé le temps de faire le voyage. Après l'attentat, elle s'est promis, si toutefois elle parvenait à se remettre sur pied, de partir à l'assaut de cette montagne. Et c'est ce qu'elle a fait, accompagnée de l'infatigable Laura, et avec le soutien de l'INI.

Le saut en parachute, réalisé un peu plus tôt, avait été un déclic, une formidable mise en confiance. « Lors de la préparation de ce saut, explique Laura, nous étions entourés de militaires. Or nous nous sommes rendu compte que victimes d'attentats et militaires blessés se comprenaient fort bien. Ils ont en effet vécu la même chose : le bruit des balles, les morts autour, la douleur, le choc traumatique... Nous, infirmiers, avons vite compris que le contact avec les militaires corroborait nos soins. Un véritable dialogue s'est mis en place, alors que nous, même en étant proches, nous ne pouvions pas comprendre. »

Le voyage au Pérou s'est révélé d'une extrême complexité, notamment pour assurer la sécurité d'Ida. « L'ascension a été très difficile, raconte Laura. Moi, en tant que valide, je n'en pouvais plus, alors elle ! Ce voyage a été l'occasion d'un véritable périple. En effet, quitte à aller là-bas, autant en voir le plus possible : le Brésil, l'Argentine, la Bolivie, le Pérou... C'était extraordinaire. » Et comme on ne change pas une équipe qui gagne, ce tandem de choc a poursuivi avec le rallye Aïcha des Gazelles 2018. Une nouvelle fois, tout le monde a travaillé ensemble pour rendre ce rêve possible : les prothésistes ont fabriqué des chaussures sur mesure pour Ida ; les ergothérapeutes ont travaillé sur une canne qui lui permettrait de marcher dans le désert ; les kinés lui ont montré comment se déplacer pour éviter les douleurs... Afin de mener à bien leur projet, les deux équipières devaient réunir 28 000 euros : elles en ont finalement obtenu 37 000 ! Et en ont donc profité pour soutenir l'association de Latifa Ibn Ziaten, la mère courage du premier militaire assassiné par Mohamed Merah. Finalement, les gazelles de l'INI se sont classées fort honorablement 84es sur 147 équipages.

Aujourd'hui encore, Ida donne régulièrement rendez-vous à des amis dans la cour du Foyer de l'INI. « Cela a été un vrai coup de cœur pour moi. Le calme qui règne ici, en plein Paris... L'été dernier, je suis partie me faire opérer à Garches. J'y suis restée une semaine, ce qui m'a paru une éternité ! La cafétéria était minuscule, les bâtiments énormes... Il n'y avait aucun endroit où souffler. Ici, on débusque des coins sympas : le soir, près de la fontaine, quand tour Eiffel et dôme sont éclairés, on a l'une des plus belles vues de Paris ! J'y suis souvent allée pour être tranquille, pour réfléchir. Le cadre dans lequel on évolue a un grand impact sur nous. Moi, par exemple, j'adorais passer mes week-ends ici. Il m'arrivait même de faire exprès de ne pas sortir, de refuser les rendez-vous à l'extérieur, pour rester au calme. En effet, le week-end, les Invalides se vident, et on a l'impression de les avoir rien que pour soi. »

Ida a toujours su qu'elle remarcherait, mais ignorait si ce serait à l'aide de ses deux jambes. « J'avais le pied bloqué en pointe, à cause de la cicatrice. Impossible de le relever. C'était donc l'enjeu de mon opération à Garches : soit les chirurgiens parvenaient à relever mon pied à 90 degrés, me permettant alors de remarcher, soit je restais avec un pied en pointe. En cas d'échec, j'avais demandé à avoir la jambe coupée. Je ne voulais pas rester dans un fauteuil toute ma vie, je préférais la prothèse. Au moins, elle, elle me permettrait de remarcher. »

Et, dans un rire, Ida grimpe sur son vélo et s'éloigne.

d'Establissement de l'hostel Invalides.   Cotte N°. 9e   Carton N°. 61

Louis par la grace de Dieu Roy de France et de Navarre, A tous pns et a venir; Salut, La paix qu'il plut a Dieu de nous donner vers la fin de l'année 1659. et qui fut conclue aux Pirenées entre Nous et le Roy Catholique, ayant restably pour lors le repos presque dans toutte la Chrestienté et nous ayant delivré des soins que nous estions obligez de prendre pour la conservation de nre Estat et de aller au dehors a nous opposer aux entreprises que nos ennemis y pouvoient faire, Nous n'aurions eu d'autre application pendant que lad. paix a duré que de songer a reparer au dedans d'icelluy les maux que la guerre y avoit causez et de corriger les abus qui s'estoient introduits dans la pluspart de tous les ordres; Ce qui a eu tout le succez que nous en pouvions esperer, Et comme pour accomplir un dessein si utile et si avantageux Nous avons estimé qu'il n'estoit pas moins digne de nostre pieté que de nostre Justice, de tirer hors de la misere et de la mendicité les pauvres Officiers et soldats de nos troupes qui ayans vieilly dans le service ou qui

_2

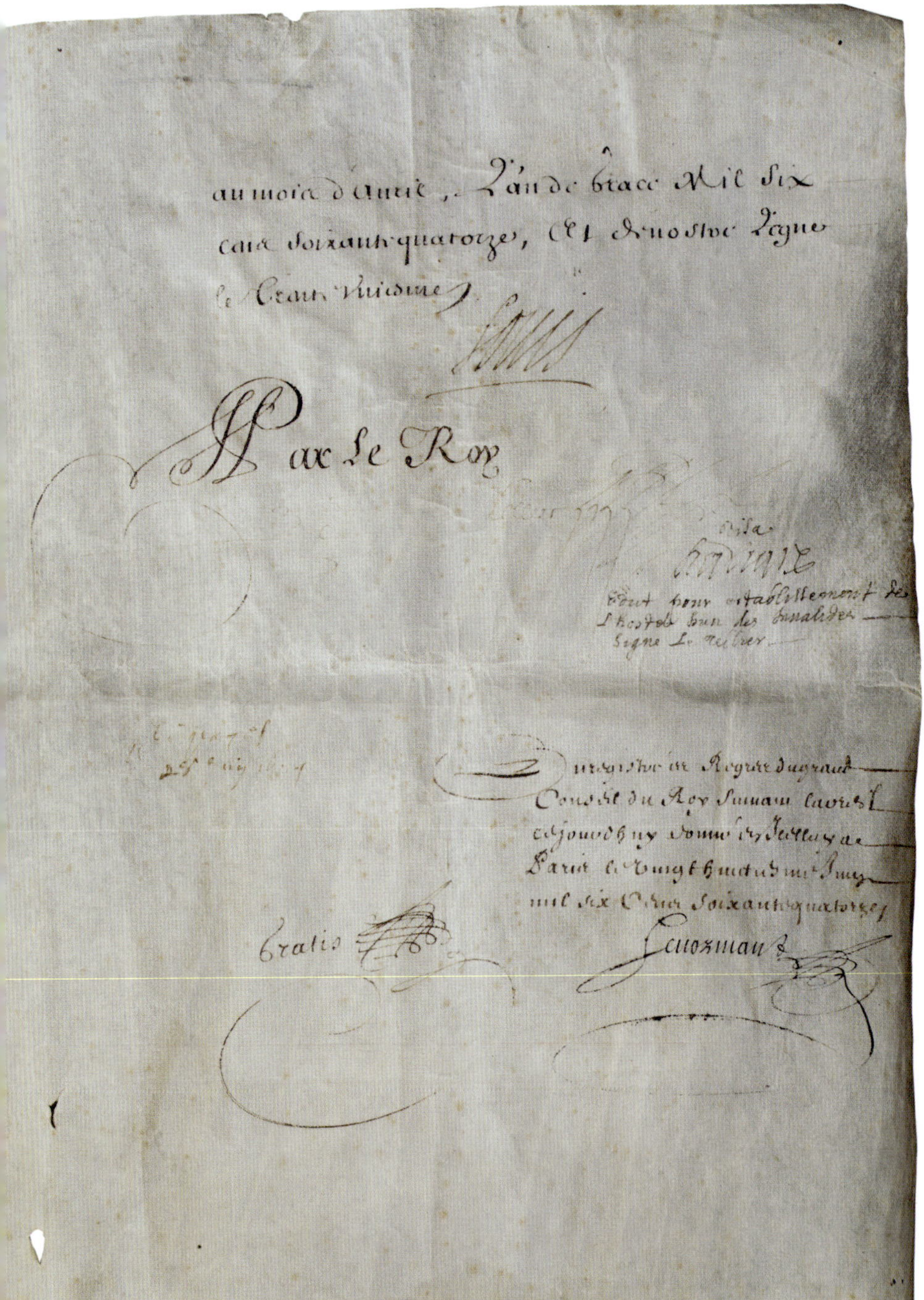
au mois d'Avril, l'an de grace Mil six cens soixante quatorze, Et de nostre Regne le trente unieme

Louis

Par le Roy

Visa

Edict pour establissement de l'hostel royal des Invalides

Gratis

1 ET 2_Édit de création de l'hôtel royal des Invalides signé par le roi Louis XIV en avril 1674.

3_

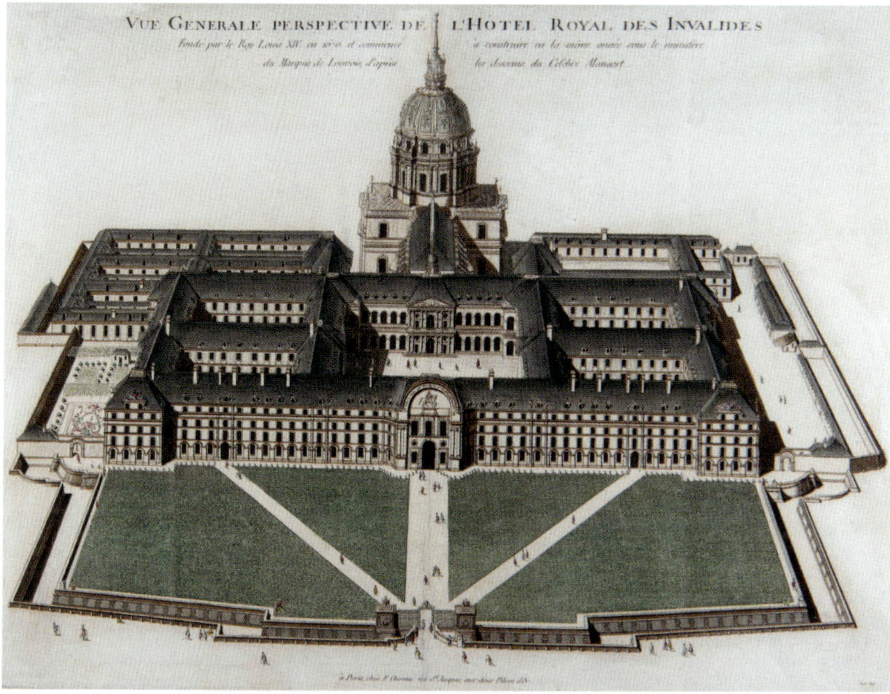

4_

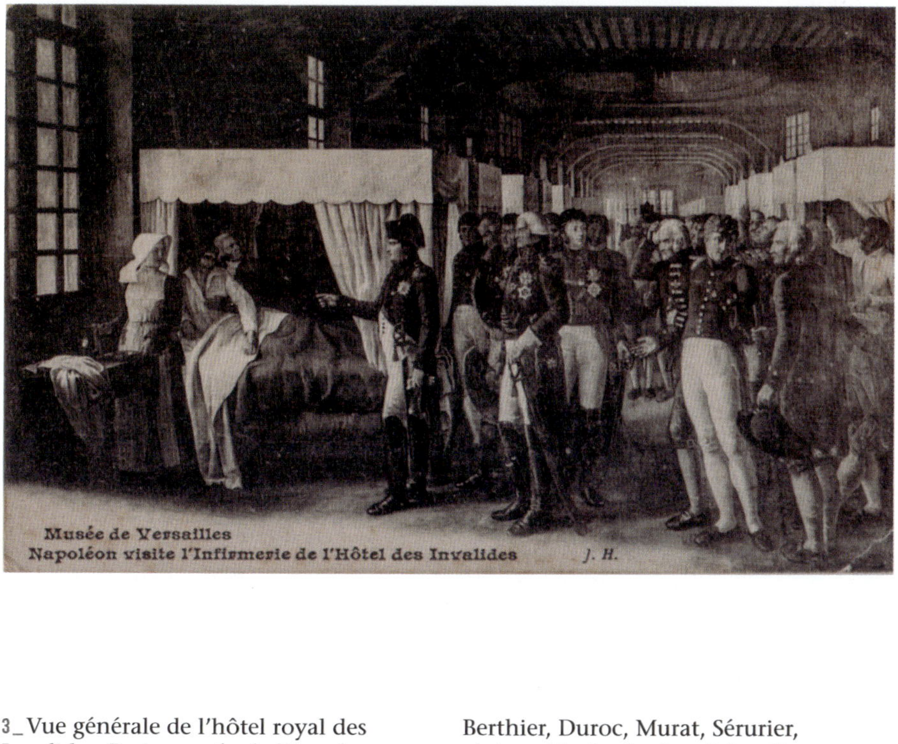

3_Vue générale de l'hôtel royal des Invalides. Paris, musée de l'Armée, photo Pascal Segrette.
4_Napoléon visitant l'infirmerie des Invalides, accompagné des maréchaux Berthier, Duroc, Murat, Sérurier, et du médecin des Invalides, Coste. Tableau d'Alexandre Véron-Bellecourt. Versailles, château de Versailles et du Trianon.

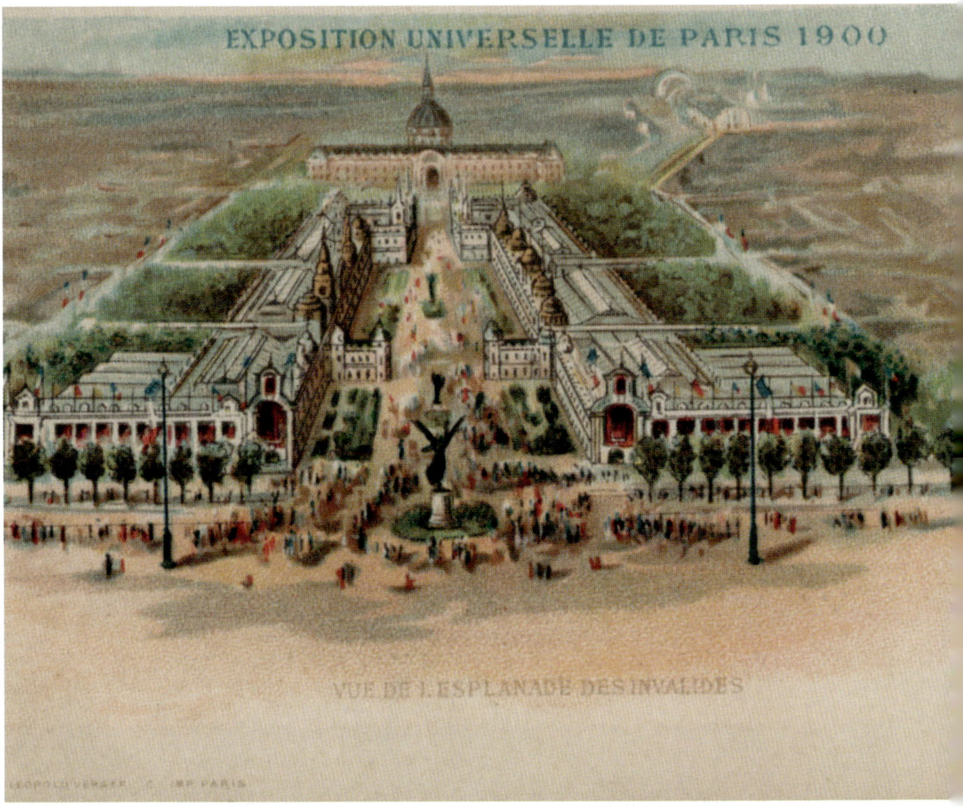
EXPOSITION UNIVERSELLE DE PARIS 1900
VUE DE L'ESPLANADE DES INVALIDES

5-6

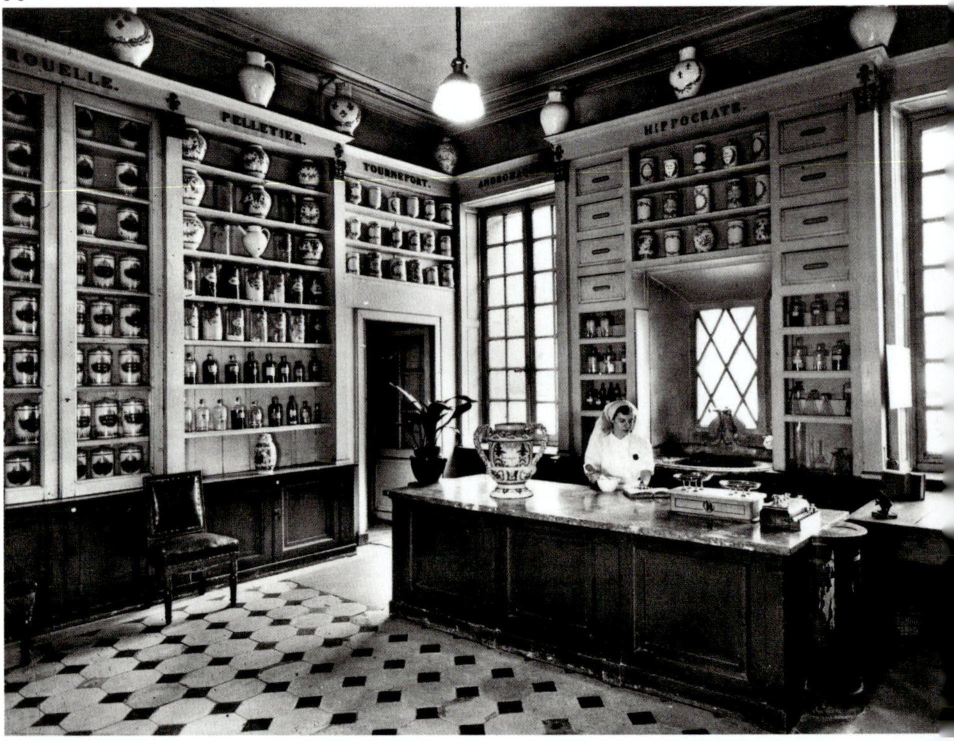
ROUELLE.
PELLETIER.
TOURNEFORT.
HIPPOCRATE.

7_

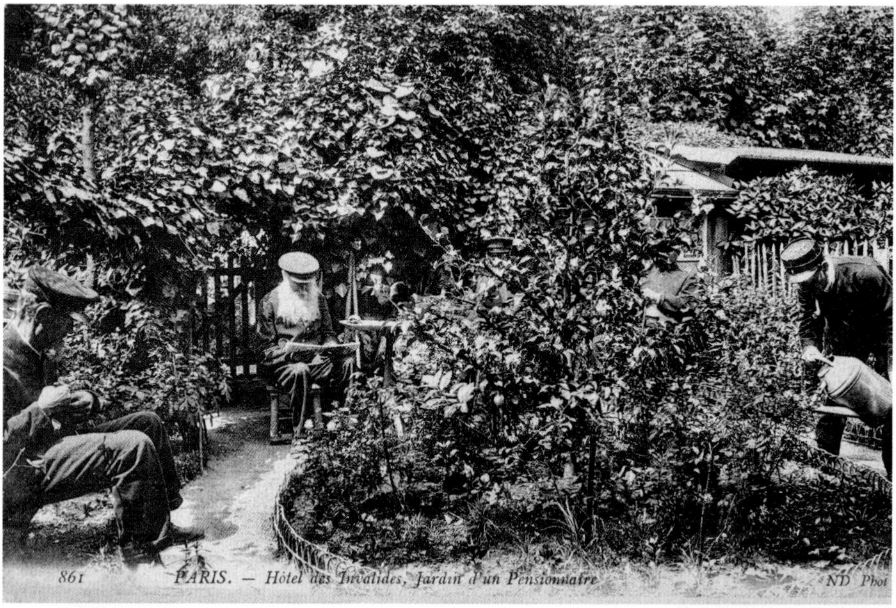
861 PARIS. — Hôtel des Invalides, Jardin d'un Pensionnaire
ND Phot

8_

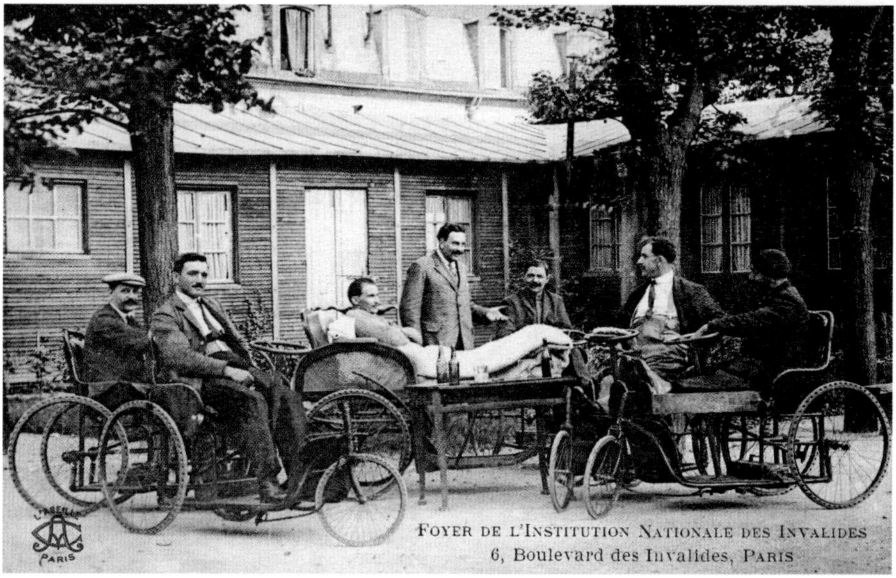

5_Vue de l'esplanade des Invalides. Carte postale éditée à l'occasion de l'Exposition universelle de 1900.
6_L'ancienne apothicairerie, devenue la pharmacie des Invalides.
7_Des pensionnaires prennent soin du jardin de l'Institut national des Invalides. Carte postale éditée vers 1900.
8_Le foyer au début du XXe siècle. Lieu de rencontre et de partage, le foyer continue cette mission, si précieuse pour les hospitalisés et les pensionnaires de l'INI.

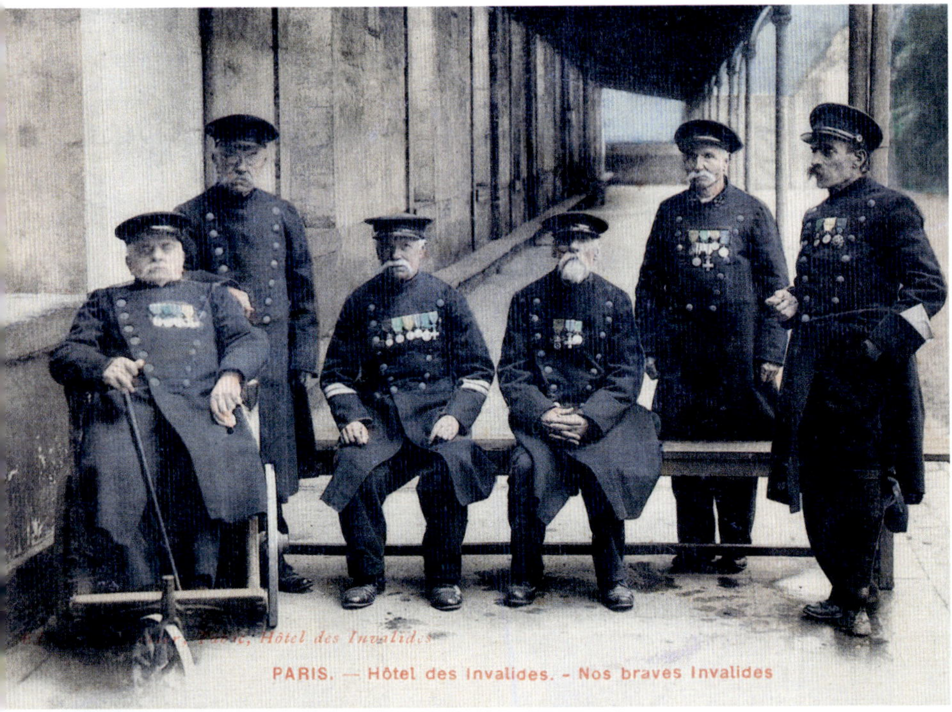
PARIS. — Hôtel des Invalides. - Nos braves Invalides

9-10

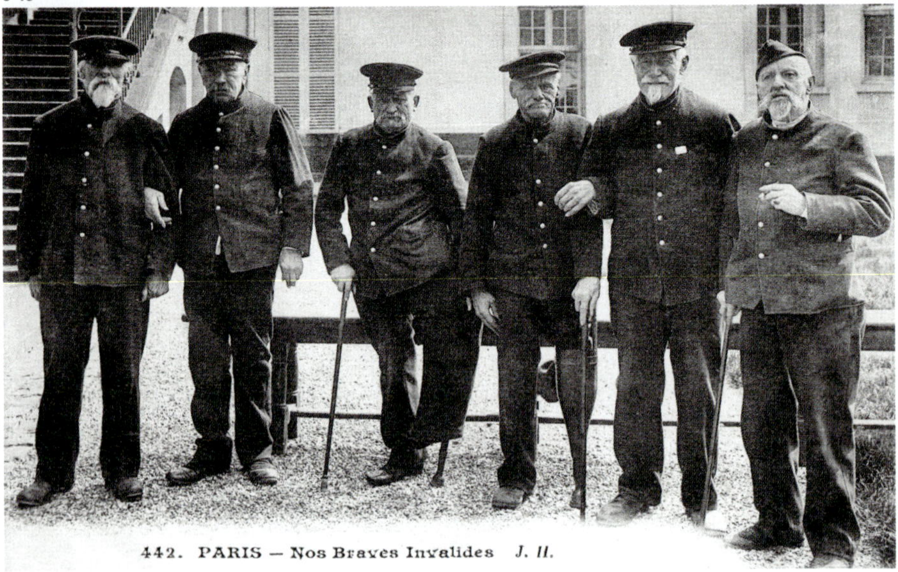
442. PARIS — Nos Braves Invalides J. H.

9 ET 10_« Nos braves invalides » pensionnaires de l'INI. Les décorations portées fièrement témoignent d'un passé militaire au service de leur pays, la France.

11_Un brancardier volontaire en décembre 1916.

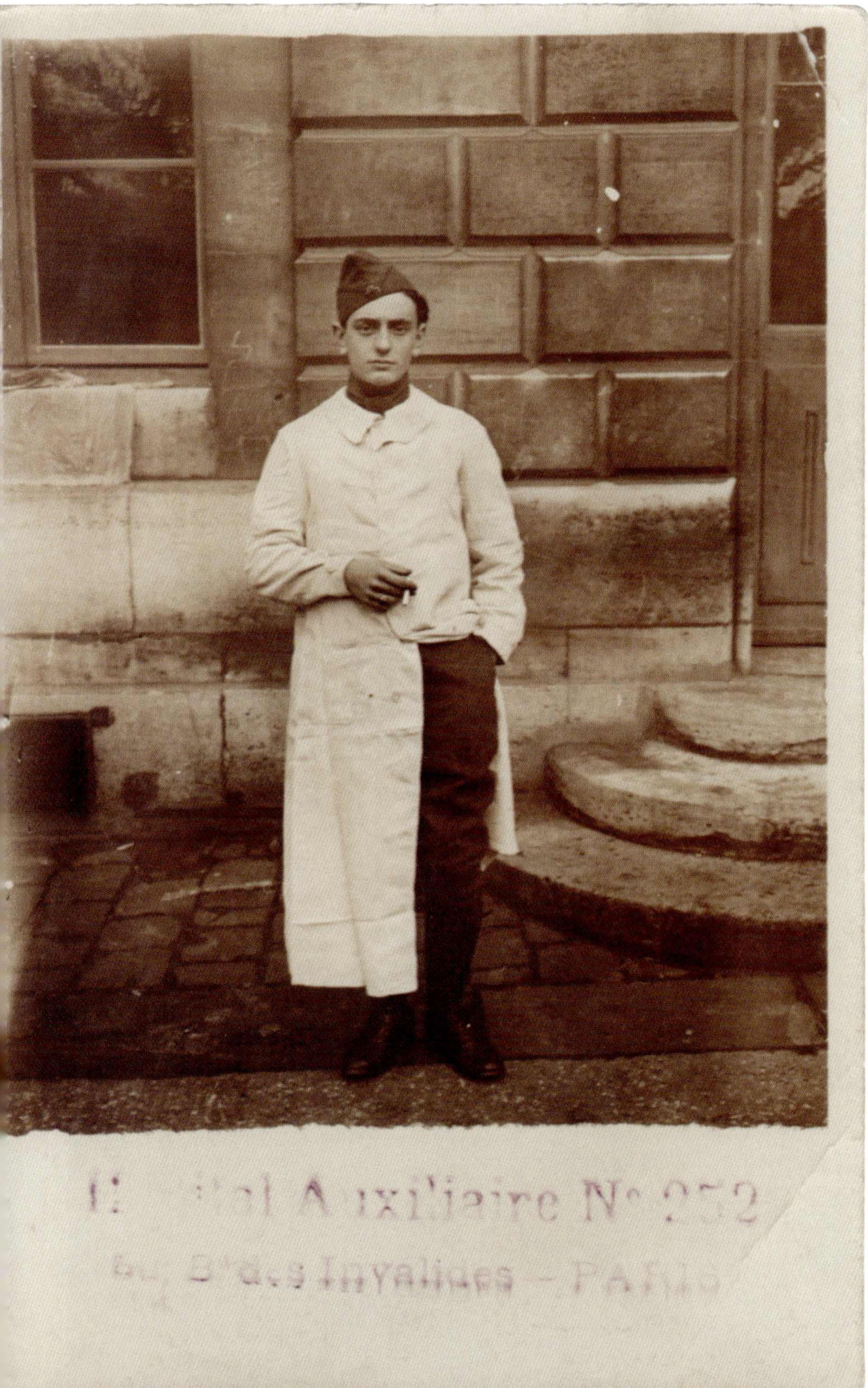

N° 252
Invalides

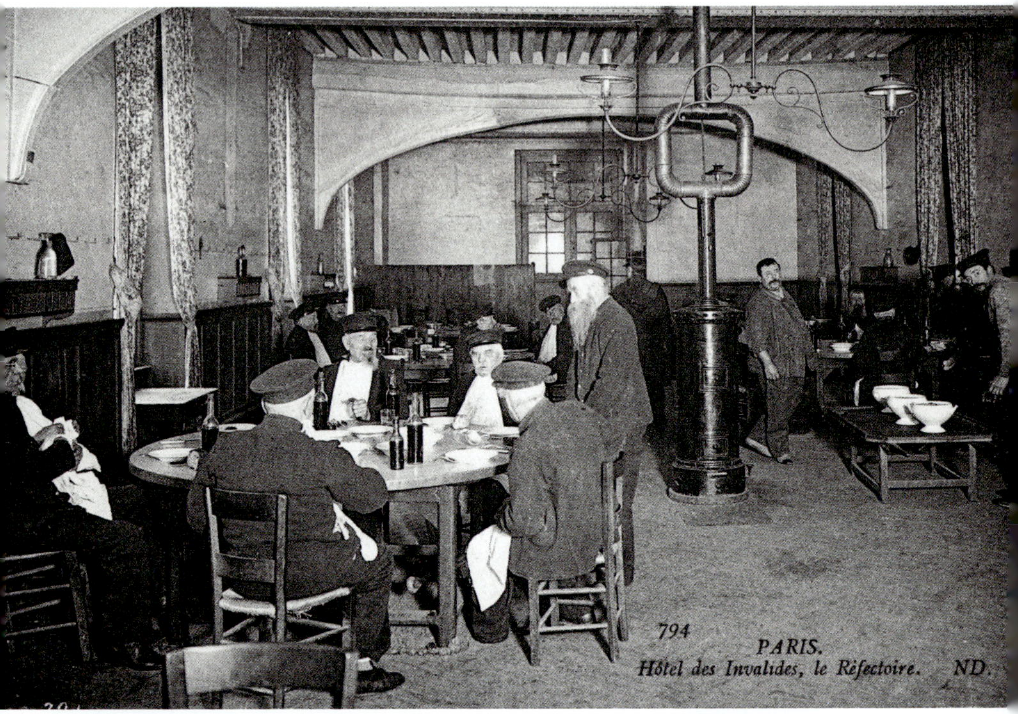

12-13

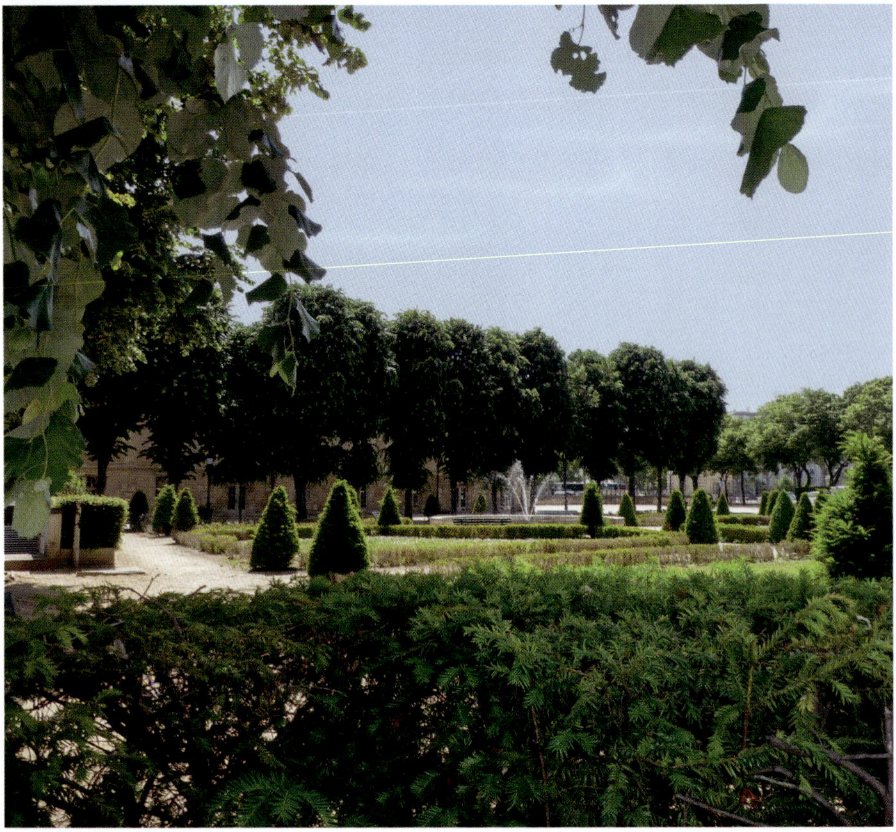

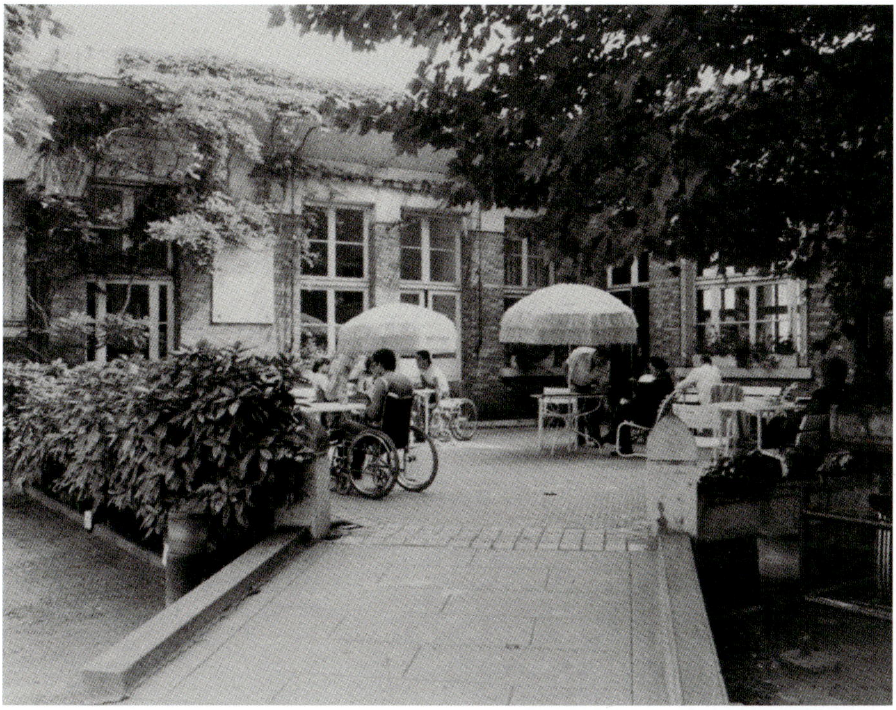

14-15

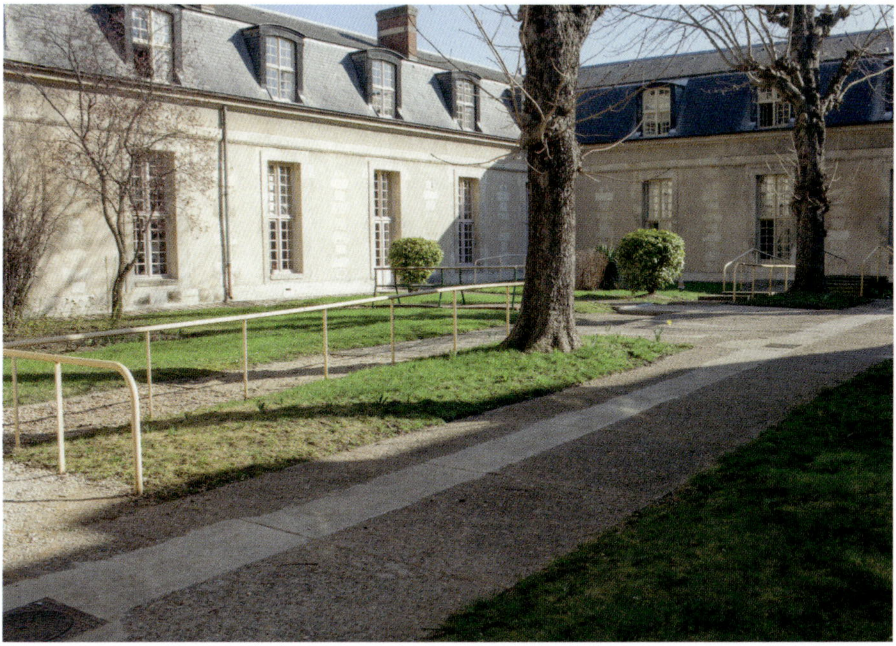

12_Un ancien réfectoire.
13_Le jardin devant l'hôpital.
Les pensionnaires s'y promènent en fauteuil. Et l'on y croise aussi des lapins.

14_La cour du Foyer dans les années 1970.
15_L'une des cours intérieures de l'hôpital.

M' Cantelaube

PRESIDENCE
de la
REPUBLIQUE

Service de Securite

JEUDI 16 NOVEMBRE 1961

VISITE du PRESIDENT de la REPUBLIQUE

à L'INSTITUTION NATIONALE des INVALIDES (6 Bd des Invalides)

Le Jeudi 16 Novembre 1961, Le Président de la République rendra visite aux Invalides de Guerre à l'Institution Nationale des Invalides, 6 Boulevard des Invalides.

HORAIRE : 11 h 41 Départ de l'Elysée
11 h 45 Arrivée à l'Hotel des Invalides

vers 12 h 45 Départ des Invalides
vers 12 h 49 Retour à l'Elysée

Tenue de Ville

DEROULEMENT de la CEREMONIE

A son arrivée, par l'entrée 6 boulevard des Invalides, le Président de la République sera accueilli à sa descente de voiture dans la cour par M. TRIBOULET, Ministre des Anciens Combattants, le Général Gouverneur des Invalides et le Médecin Général des Invalides.

Les honnaurs Militaires lui seront rendus par un détachement de la Garde Républicaine. Il saluera l'Etendard de l'Institution puis pénétrera dans le batiment par le couloir de Saxe. Il visitera différentes salles, à savoir successivement, au rez de chaussée : La Salle des Boiseries, le Laboratoire Parmentier, la Pharmacie, le Bloc Opératoire - et au 1 er étage : Les Chambres de Paraplégiques. Il redescendra dans les Services de rééducation et gagnera la Salle des Fêtes où il s'adressera aux malades. Il ressortira enfin par la porte centrale du batiment pour remonter en voiture devant la Salle Saint Jacques.

La visite doit durer une heure environ.

MESURES d'ORDRE et de SECURITE

Le Cortège Présidentiel comprendra :

2 Motos estafettes
La voiture Pilote
La Voiture Présidentielle escortée de 2 Motos
La Voiture de Sécurité avec 2 Motos à sa hauteur
2 Voitures de suite
2 Motos fermant la marche et empêchant tout dépassement.

17_

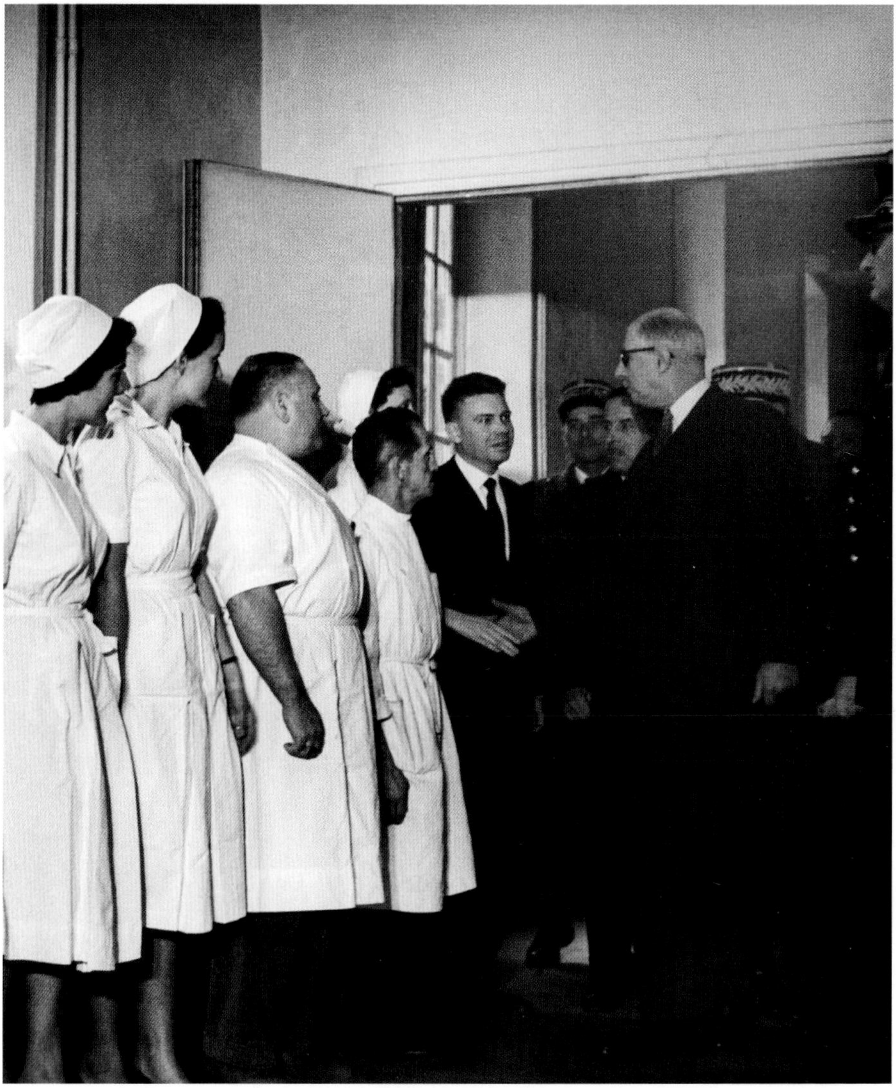

16-17_Visite de l'hôpital des Invalides par le général de Gaulle le 16 novembre 1961. À gauche, le déroulé du parcours établi par la présidence de la République. Paris, Archives nationales.
18_Vue aérienne, photo ADC Olivier Dubois, Sirpa Terre, 2007. À gauche du dôme, l'aile Robert-de-Cotte. Dans le prolongement du dôme, à l'arrière, l'église Saint-Louis des Invalides et la cour d'honneur. À droite du dôme, l'aile Desgenettes. À droite de l'image, l'entrée de l'hôpital par le n° 6 du boulevard des Invalides.

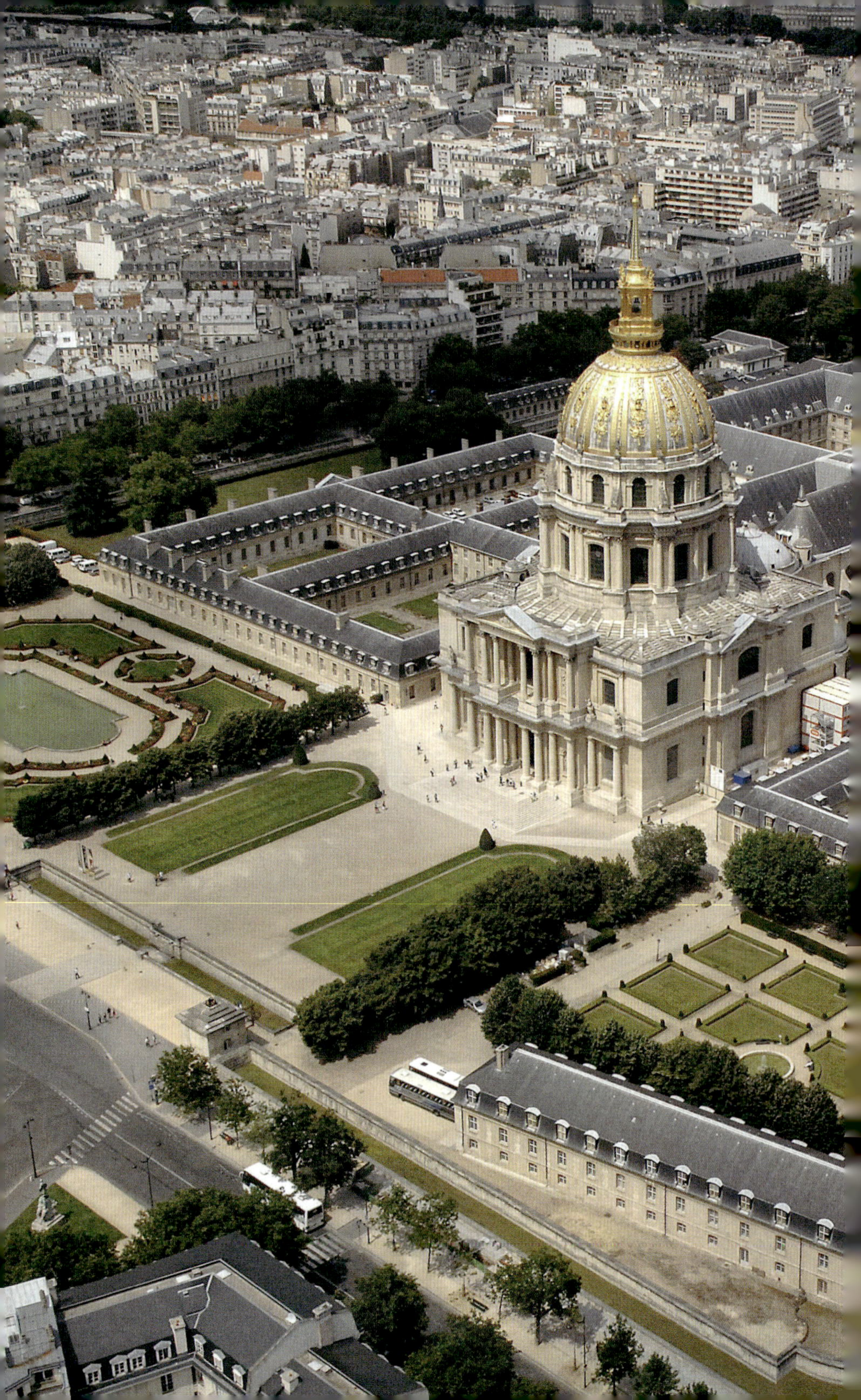

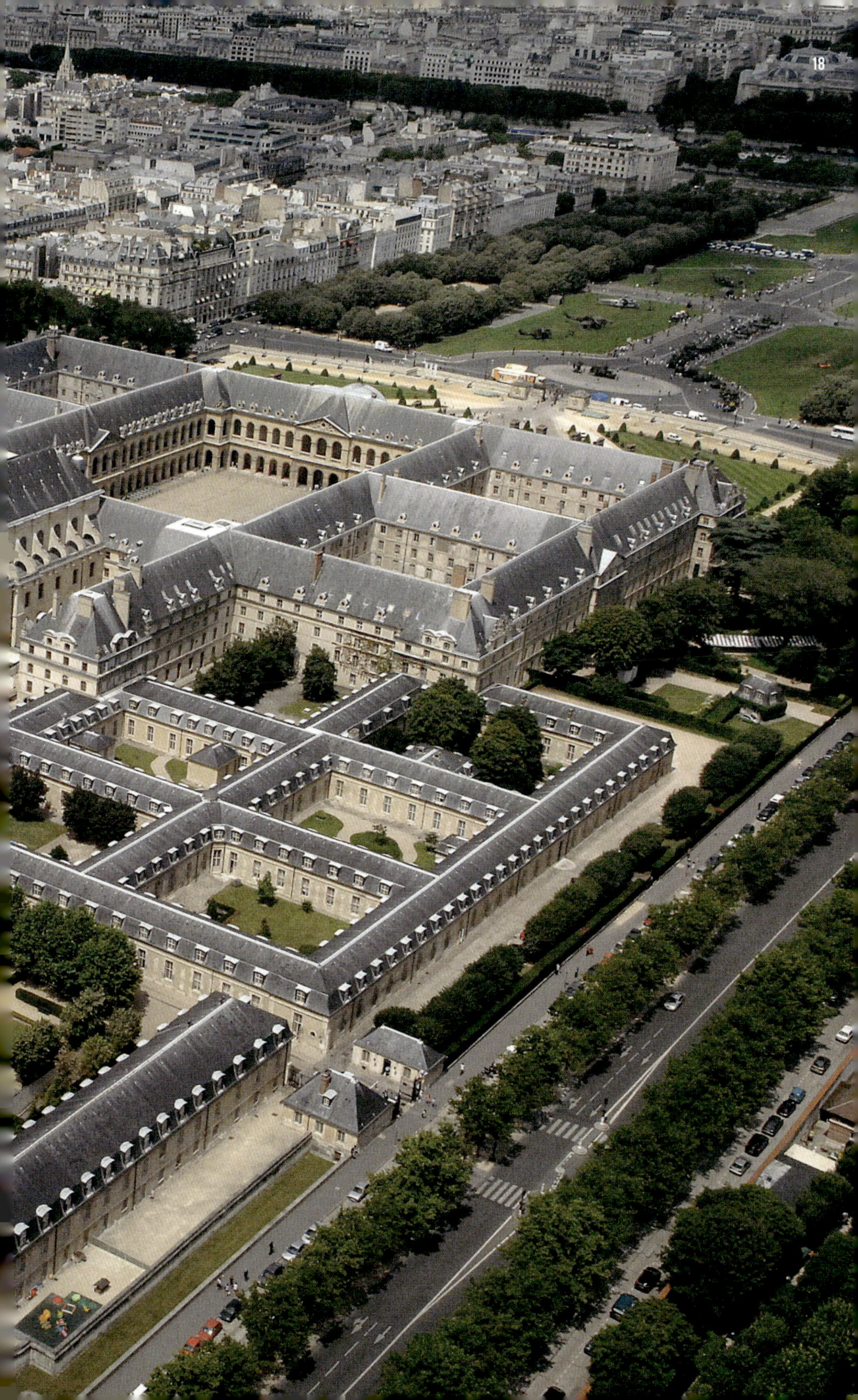

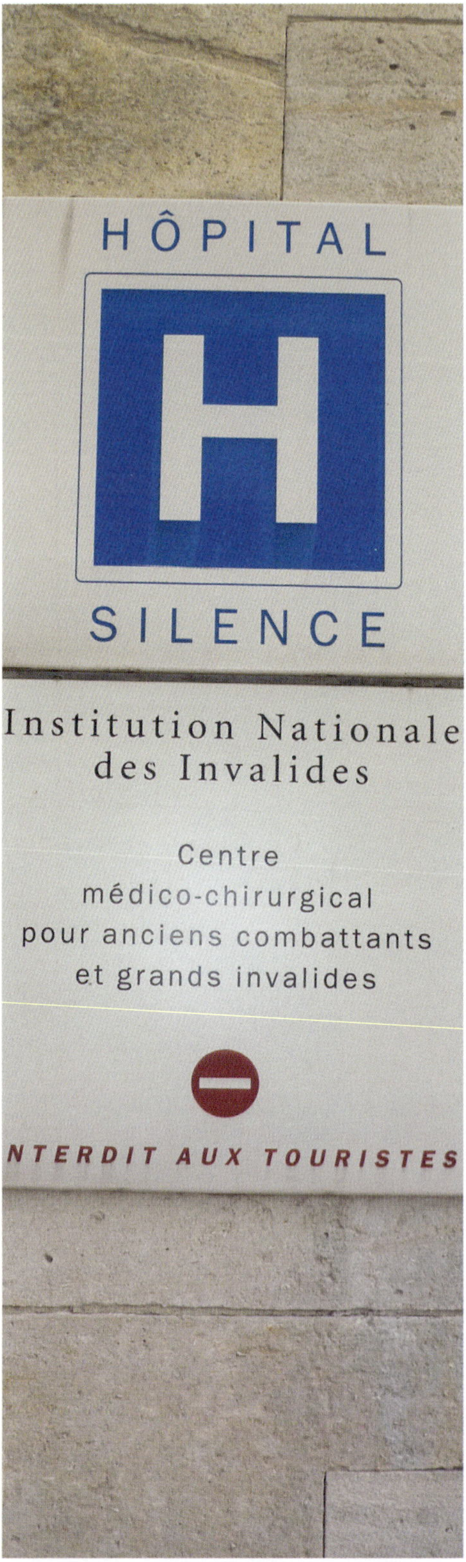
HÔPITAL
H
SILENCE
Institution Nationale
des Invalides
Centre
médico-chirurgical
pour anciens combattants
et grands invalides
NTERDIT AUX TOURISTES

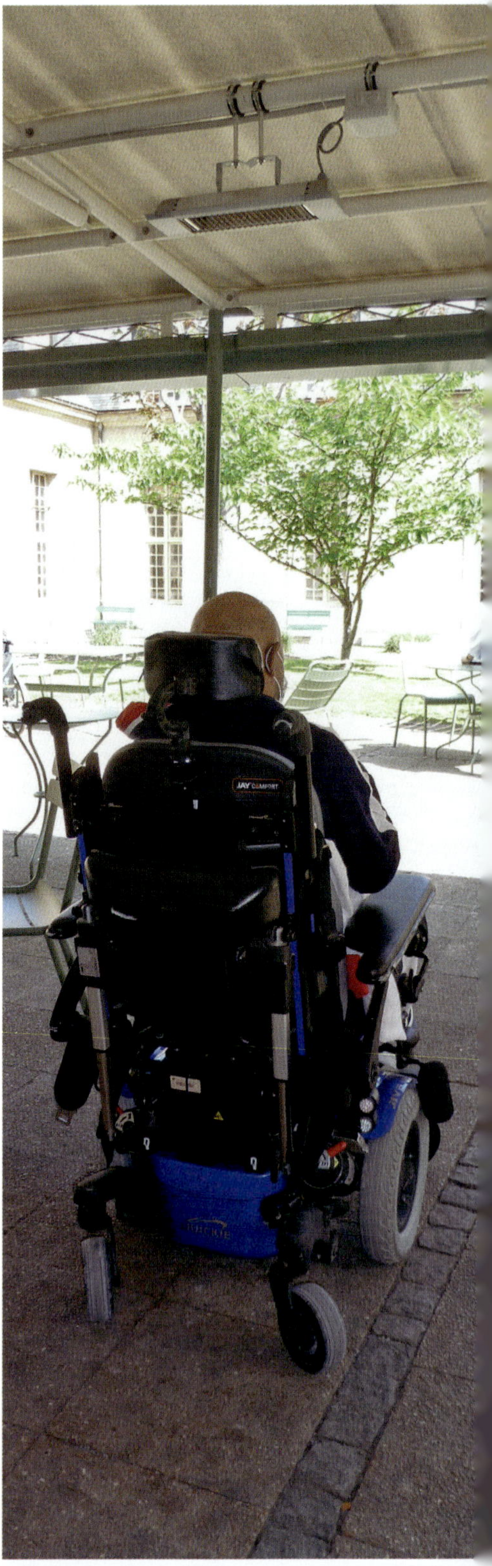

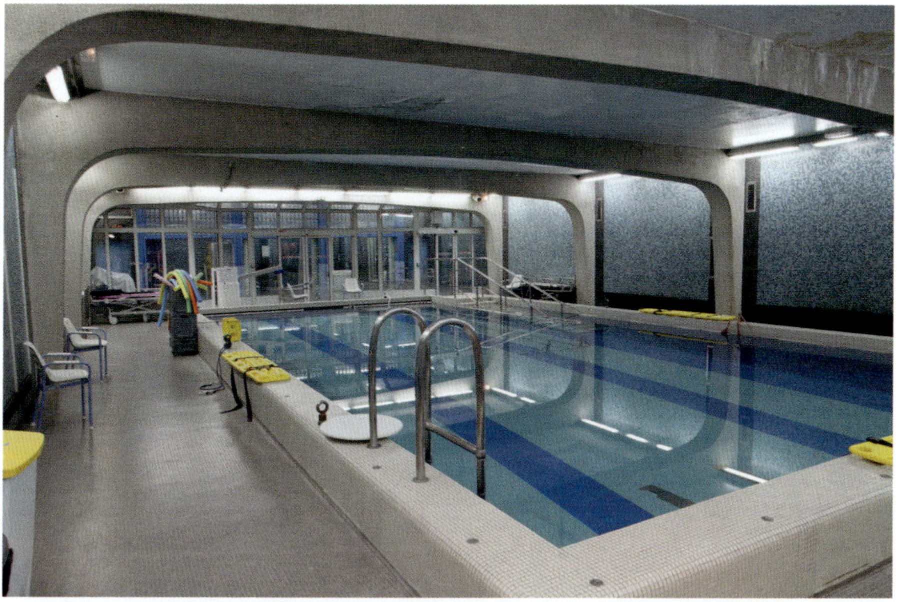

21-22

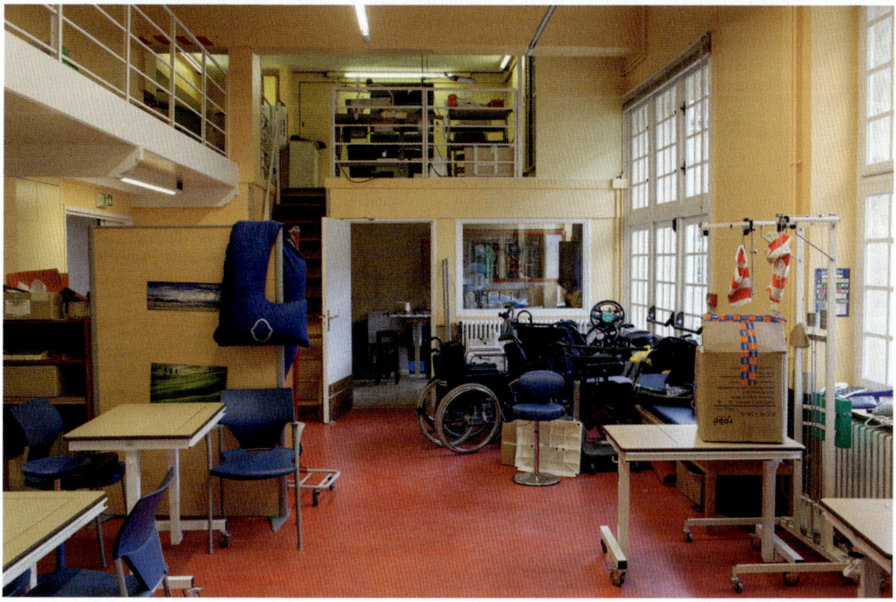

19_Une plaque indique la « frontière » entre le lieu touristique et le centre de soins. Le panneau rappelle que, dans ce lieu très touristique, il y a bien une structure hospitalière.
20_Un patient en fauteuil dans la cour du Foyer, rebaptisée Cœur des Invalides en mai 2019.

21-22_La piscine de balnéothérapie et le service d'ergothérapie, deux unités qui font partie des offres de soins du service de médecine physique et de réadaptation (MPR) des Invalides.

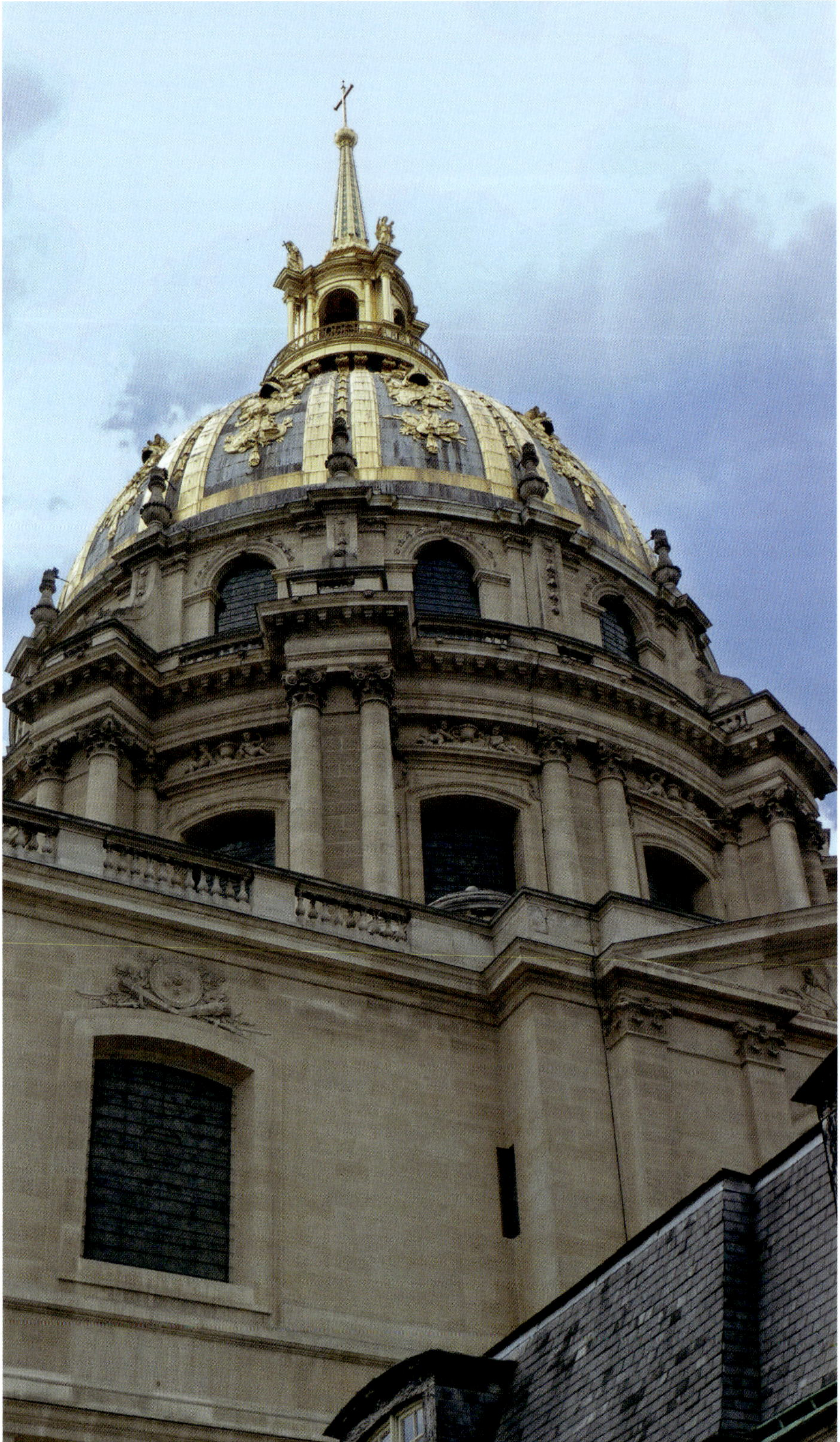

14

SECRETS D'HISTOIRE

Qui, à Paris, connaît la rue Louis-Codet? C'est une artère minuscule – cinq numéros en tout – et dépourvue de commerces, un boyau coudé et étroit doté de beaux immeubles, où est venu se loger il y a moins de dix ans un hôtel luxueux et confidentiel. Emprunter cette voie permet de passer commodément de l'avenue de La Motte-Picquet au boulevard de La Tour-Maubourg, qui longe les Invalides. Au bout de la rue Louis-Codet, le dôme occupe tout l'espace. On songe inévitablement à Balzac, qui en fit le personnage principal de son texte intitulé *Hallucination*. Tandis qu'il marchait « mélancoliquement vers les boulevards », il vit le dôme venir à lui, se promenant comme « un bon bourgeois du Marais ». Il prit peur: « Je me mis à courir, mais j'entendais derrière moi le pas lourd de ce coquin de dôme, qui avait l'air de se moquer de moi. » Bien longtemps après Balzac, le dôme s'est bien fichu de nous: pour ma première permission, et comme mon fauteuil m'empêchait encore de rentrer à la maison, mon mari avait réservé une chambre dans l'hôtel évoqué un peu plus haut, afin que je puisse voir sous un autre angle l'édifice auquel j'avais déjà décidé de consacrer un ouvrage. Or, ce soir-là, le dôme, d'ordinaire illuminé de la base jusqu'au lanternon, restera obstinément éteint ! Nous nous trouvions à deux pas, pile dans l'axe, et nous ne voyions rien d'autre que la nuit noire... Balzac l'avait écrit : « Prends garde au dôme ! »

Louis Codet, que tout le monde a oublié, était un dandy parisien, ami d'Apollinaire et de Marie Laurencin. Cet auteur, réservé et un peu mélancolique, évitait de parler du bonheur à voix trop haute. Mobilisé en 1914, il sera blessé dans les Flandres belges par un éclat d'obus à la gorge. Il mourra un mois plus tard, en décembre, à l'âge de 38 ans. Le malheureux n'aura pas combattu une année, et n'aura même pas eu le temps de se faire soigner aux Invalides. En revanche, il laissera derrière lui une lettre datée du 16 novembre 1914, lettre décrivant précisément l'assaut à l'origine de sa blessure mortelle : « J'ai été blessé le 5, dans la plaine flamande, après être sorti des tranchées l'après-midi pour faire un mouvement en avant. On s'attendait à une charge des boches. Les obus se sont mis à hacher les saules, au-dessus du fossé où je me tenais ; l'homme qui était blotti à côté de moi m'a dit : "Je suis blessé, je crois que je n'ai plus de nez." En effet, il n'en avait plus. J'ai cru devoir lui dire qu'il en restait encore et je l'ai pansé. Son pansement achevé, j'ai été atteint à mon tour. Peu de souffrance ; un flot de sang qui sortait du cou, côté gauche. Les hommes me couchent sous un petit toit de terre qui abritait un coin de fossé ; l'un d'eux met son pouce sur ma plaie, on me panse. Et je reste là jusqu'à la nuit, pendant cinq ou six heures. Je saignais beaucoup, j'entendais les hommes chuchoter :

"Est-ce qu'il bouge ? Est-ce qu'il parle encore ? Non, il ne remue plus." »

Cette rue Louis-Codet, je continue de l'emprunter chaque fois que je rends visite à mon père, ou que je viens assister à une messe, un concert ou voir une exposition. Aux Invalides, on apprend vite à dénicher les passages secrets permettant d'éviter la foule et les intempéries. Le plus commode est le joliment baptisé « Trou-au-Chat » (il fut un temps où les rats étaient nombreux, et où l'on veillait à ce que des chats montent la garde au sein des bâtiments, un peu comme les dogues des remparts de Saint-Malo mais en plus soyeux). Il mène au corridor de Metz, puis à la cour d'honneur par un chemin détourné et une porte à code. Un passage à couvert seulement connu des initiés, passage qui nous fait passer devant une discrète plaque commémorative : « À la mémoire de Georges Morin, sous-chef de bureau, combattant de la Résistance, décédé au camp d'Ellrich-Dora le 26 décembre 1944, victime de la barbarie nazie. »

Son histoire vaut que l'on s'y attarde, car elle rappelle un fait notable de l'histoire des Invalides : l'établissement, en 1942, d'un réseau de résistance au pied du dôme, réseau qui permettra l'évasion de nombreux aviateurs alliés, et ce alors même que les Allemands occupaient les lieux ! Georges Morin, son épouse, Denise, et leur fille, Yvette, habitent alors dans un petit bâtiment du boulevard des Invalides. Personnage discret, Georges est fonctionnaire de l'Office national des anciens combattants (ONAC), aujourd'hui encore situé au sein de l'hôtel des Invalides. Vétéran de la Première Guerre mondiale, au cours de laquelle il s'est brillamment illustré (médaille militaire et croix de guerre), il en conserve de graves séquelles (perte d'un œil et poumons abîmés par les gaz), ce qui ne l'empêchera pas de s'engager dans la Résistance dès novembre 1941, au sein du réseau « Vengeance ». Sa femme, Denise, n'est pas en reste : à l'occasion du retour des cendres de l'Aiglon aux Invalides, Hitler demande qu'une gerbe de fleurs soit déposée en son nom près de la dépouille. Une belle couronne, avec des pensées dessinant une énorme croix gammée… Un tel symbole si près du tombeau du maréchal Foch : une insulte que les Morin ne peuvent accepter. Au cours de la nuit précédant la cérémonie, Denise dérobe la gerbe infamante et la fait brûler dans le poêle familial. Le lendemain, c'est la panique : la couronne du führer a disparu ! Heureusement, aucune preuve du larcin…

Bientôt, alors que les Invalides sont sous occupation allemande (avec notamment la transformation des caves de l'ONAC en stand de tir), Georges Morin, avec la complicité de son épouse et de sa fille, organise, en lien avec le SOE (« Special Operations Executive », un service secret britannique créé en 1940 et dissous en 1946), l'évasion de jeunes aviateurs anglais, américains, ou encore canadiens, dont les avions ont été abattus sur le territoire français. Entre 1942 et 1944, 130 aviateurs seront ainsi temporairement hébergés au sein des Invalides (dans le pavillon, mais aussi dans les combles de l'église Saint-Louis), avant de regagner l'Angleterre soit par l'Espagne, soit par la Bretagne.

Des graffitis en langue anglaise sont toujours en partie visibles sur le toit en zinc de l'église des Soldats (« *JGAT of the R. A. F., visited here 1943 when escaping to England, having been shot down by German A/A fire* »). Des photos prises à l'époque montrent ces aviateurs – décidément bien peu discrets – prenant le soleil sur le toit.

Parallèlement à cette action, Georges Morin distribue des journaux de résistance, réceptionne des postes de radio clandestins, assure le transport d'armes et fournit de manière régulière des renseignements à la Résistance parisienne. Le 5 juillet 1944, il est arrêté par la Gestapo à la suite d'une dénonciation. Après un passage à la prison de Fresnes, où il subit de nombreuses tortures, il est déporté à Buchenwald, puis à Dora-Ellrich (matricule 77549). Il y décédera le 26 décembre 1944, et son corps sera brûlé par les Allemands. Denise et Yvette, arrêtées le même jour que Georges, seront quant à elles déportées au camp de Ravensbrück, d'où elles reviendront. Les aviateurs qu'elles ont contribué à sauver se feront un devoir de leur rendre visite dans leur logement des Invalides, et ce jusqu'à leur mort. Si le souvenir de cette famille exceptionnelle est encore bien présent au pied du dôme, c'est parce que tout le monde se souvient du surnom de Denise : « Mrs Rabbit ». En effet, ne sachant comment nourrir tous ces aviateurs de passage – souvent mal en point – sans attirer l'attention, Denise Morin avait eu l'idée d'élever des lapins dans les jardins des Invalides. Aujourd'hui encore, les descendants de ces lapins résistants (mais tendres sous la dent) continuent, une fois les portes closes, à batifoler sur les pelouses, et ce pour le plus grand plaisir des résidents !

Autre aile, autre personnage. Lorsque l'on gravit les marches du large escalier menant à l'étage du bâtiment Foch, on peut admirer, accroché au mur, le portrait d'une femme au visage autoritaire et encadré de cheveux blancs, portant l'ancien uniforme des pensionnaires des Invalides. Marie-Angélique Duchemin est une légende. Cette Bretonne née le 20 janvier 1772 et morte le 13 juillet 1859 a vécu cinquante-cinq ans dans un petit deux-pièces du corridor de Bellegarde, à l'ombre du dôme. Elle sera la première femme à avoir le privilège d'entrer comme pensionnaire aux Invalides, après avoir été grièvement blessée lors du siège de Calvi en 1794. Il faudra cependant sept années de réflexion aux autorités pour prendre cette décision...

Épouse, fille et sœur de soldats engagés dans les armées de la Révolution, elle se marie à l'âge de 17 ans avec le caporal André Brûlon et, comme de nombreuses femmes de l'époque, le suit en campagne. Très vite, son père et son mari sont tués au combat : la veuve Brûlon décide aussitôt de s'engager. Son autorité et sa bravoure feront le reste. Admise à 32 ans aux Invalides, elle y passera toute sa vie, occupant diverses responsabilités, notamment en tant que gérante du magasin d'habillement. Elle deviendra, l'année de ses 80 ans, la première femme à obtenir la Légion d'honneur. Très célèbre à l'époque, elle recevra la visite de nombreuses personnalités politiques et militaires.

Il faut s'y faire : aux Invalides, l'histoire est partout chez elle. Cette présence tangible du passé rassure. À plusieurs reprises, des personnes au courant de mon projet de livre me diront : « N'oubliez pas de vous rendre dans le bureau de la pharmacienne : le général de Gaulle y a dormi ! » La pharmacienne en chef, Catherine Huart, est la seule militaire de son service dont les locaux se trouvent dans le bâtiment Foch, côté place Vauban. Avant d'arriver aux Invalides en 2002, elle était en poste à l'hôpital Percy. Militaire détachée, son travail consiste à valider les ordonnances, à superviser la pharmacie (pansements, gazes, sondes...), à gérer le budget, mais aussi à passer les marchés (car l'INI est un établissement public). Tous les traitements médicamenteux des pensionnaires et des hospitalisés sortent de ces locaux bien souvent encombrés de chariots, locaux au sein desquels on peut admirer de belles moulures, une lourde table de dissection en étain, ou encore un portrait d'Antoine Parmentier, homme aux traits fins et au regard intelligent.

« Un jour, les chirurgiens-barbiers sont devenus des médecins, et les apothicaires des pharmaciens », explique Catherine Huart, dans son bureau orné de boiseries sombres et de grandes vitrines. « On ne peut pas toucher à cette pièce. C'est ici que se trouvaient, au moment de la Première Guerre mondiale, les plans de la bataille de la Marne : il faut imaginer l'état-major rassemblé autour des cartes, les réunions de travail en présence du maréchal Foch – qui venait souvent – ou du maréchal Pétain. Les combats ont été simulés dans cette pièce. » La pharmacienne en chef passe alors en revue les différents objets exposés dans le bureau, et notamment les pots d'apothicaire alignés sur les rayonnages. « L'opium est connu depuis l'Antiquité. On utilisait également la digitale (en cardiologie), la belladone, le ricin… Les guerres ont toujours engendré de grandes avancées médicales. Nous avons notamment fait d'énormes progrès au cours des guerres napoléoniennes. Déjà, au XVIe siècle, Ambroise Paré avait mis au point les amputations sur le champ de bataille, permettant ainsi de sauver de nombreuses vies. Il est aujourd'hui considéré comme le père de la chirurgie moderne. On doit les premiers véhicules d'intervention d'urgence à Dominique-Jean Larrey, chirurgien ayant suivi Napoléon dans toutes ses batailles. Il a par exemple imaginé la projection des équipes sanitaires à l'avant, un concept très actuel. Les Américains, eux, font l'inverse : ils transportent le plus vite possible les blessés à l'arrière. » Nous terminerons notre visite par la pièce dans laquelle le général de Gaulle a passé une nuit, au moment de la Libération. Elle a été entièrement refaite et ne conserve plus aucune trace d'histoire. De toute façon, l'ensemble du service s'apprête à déménager, afin de laisser place à une nouvelle unité consacrée aux patients atteints d'un syndrome de stress post-traumatique (SPT). Un service innovant doté d'une dizaine de lits, qui sera l'un des points forts du nouveau projet d'établissement des Invalides : l'avenir de l'INI est en marche.

15

LE CORRIDOR D'ALGER

En ce triste matin de novembre, Sandie, l'ergothérapeute qui me suit d'habitude, n'est pas là : elle est partie en vacances à Hawaï. Nul ne saurait l'en blâmer, surtout pas moi. C'est donc Anne-Laure, l'une de ses facétieuses consœurs, qui a l'idée de poursuivre la rééducation de mon poignet dans l'atelier de menuiserie, où je dois, armée d'une scie sauteuse, fabriquer un plateau ! Rien que l'idée me fait rire. Le résultat sera, lui aussi, risible, mais l'expérience aura au moins le mérite de m'apprendre ce qu'est une scie sauteuse !

Ce qui est intéressant, c'est que tout cela s'inscrit dans la longue tradition des ateliers, tradition chère aux Invalides. Dès l'origine en effet, on a tâché d'occuper les trop longues journées des pensionnaires qui, déjà, spontanément, tricotaient, ravaudaient, s'attelaient à de menus travaux de serrurerie, de peinture, d'entretien des armes… En 1676, on mentionne la création d'un atelier de tailleurs, confectionnant uniformes et bas. Puis ce sera au tour d'une cordonnerie donnant sur la galerie ouest de la cour d'honneur, et d'un atelier de tapisserie d'où sortiront des merveilles (la finesse de certaines pièces sera même remarquée par Louis XIV en personne). Quant aux manchots, ils se verront confier les travaux de calligraphie et d'enluminure, domaine dans lequel – et cela peut sembler paradoxal – ils excellent. Le *Graduel et Antiphonaire à l'usage de la maison royale de Saint-Louis des Invalides*, conservé au musée de l'Armée, est considéré comme leur chef-d'œuvre. De nos jours encore, d'habiles patients, ravis de pouvoir à leur tour faire profiter l'INI de leurs talents, réalisent quelques ouvrages, certes bien plus modestes (pièces de jeux, panneaux), mais qui servent toujours aux soignants. L'une des plus belles salles de l'hôtel des Invalides reste la salle des Boiseries (jadis appelée « chambre des convalescents de la maladie vénérienne » !), dans le corridor d'Alger. Ces fameuses boiseries ont été réalisées dans le plus pur style Louis XV par les pensionnaires eux-mêmes. Les panneaux sculptés exaltent l'astronomie, la chimie, la géométrie et la pharmacie. Sur les pots d'apothicaire, des inscriptions d'un autre temps : onguent de la mère, thériaque, cynorhodon, onguent de garou, hyacinthe... Nous nous y réunirons de temps à autre, pour des événements en petit comité : une remise de décoration à Gabriel Chauvet, dit « Big Boy », ancien lieutenant du 1er BEP en Indochine avec lequel mon père, durant ses années de captivité, partagea quelques séances mémorables d'autocritique politique, séances dirigées par des commissaires vietnamiens peu au fait des subtilités de la langue française et des jeux de mots dont les prisonniers usaient à plaisir ; le cocktail de départ de Guillaume, un ami du couloir Quellien, cloué dans un fauteuil roulant après un dramatique AVC, et obligé de s'inventer une deuxième vie bien différente de la première…

Rempli de secrets, ce corridor d'Alger, ancien royaume des religieuses (les « Sœurs grises », surnom des Filles de la charité) de l'hôtel des Invalides, est mon préféré. Mon mari et moi en avons fait un temps fort du circuit que nous avons mis au point pour nos « invités », toujours curieux de découvrir les coulisses de cet hôpital pas comme les autres. Temps fort parce que, d'abord, il conduit au « Trou-au-Chat » ; ensuite, parce que l'on y trouve une énorme et vieille horloge encastrée derrière des panneaux de bois. Un petit escalier fermé à clef conduit au mécanisme, et je me suis souvent plu à imaginer les heures rythmées par cette antiquité. Était-elle déjà en place lorsque, chaque soir, fifres et tambourins signalaient l'extinction des feux tout au long des promenoirs du bâtiment ?

À côté de la salle des Boiseries, le passage – lui aussi fermé à clef – qui permettait autrefois aux voitures hippomobiles de livrer l'eau de la Seine destinée à alimenter le laboratoire d'Antoine Parmentier, situé en face, en saillie par rapport à la façade. J'ai attendu un long moment avant de pouvoir y pénétrer. Et puis, un jour, la porte est restée entrouverte, et j'ai découvert avec émotion un laboratoire intact, avec sa paillasse d'origine, sa large cheminée, et la fameuse citerne en hauteur, soutenue par des poutres, qui devait servir à arroser les premiers plants de pommes de terre de cet immense agronome et pharmacien militaire. Une plaque, apposée à l'entrée, mentionne bien sûr le nom de celui qui n'a eu de cesse de tenter d'éradiquer la famine en France. Là encore, difficile de ne pas se pencher sur la remarquable histoire de celui qui a passé tant d'années dans ce couloir au sol dallé, qui a poussé ces hautes portes et qui a travaillé sans relâche à ses recherches, le regard parfois perdu en direction du dôme…

Issu d'une famille bourgeoise mais sans fortune, Antoine Parmentier obtient, en 1766 – au terme d'un concours remporté haut la main –, une place d'apothicaire adjoint au sein de l'hôtel des Invalides. Ce poste déterminera toute sa carrière professionnelle. C'est prisonnier en Allemagne qu'il goûte pour la première fois le tubercule auquel son nom restera à jamais attaché, et qu'il prend connaissance de ses qualités nutritionnelles. Outre l'Allemagne, on le trouve en Italie, où il est cultivé depuis le XVIe siècle, en Alsace et en Lorraine, ou encore en Savoie. Il reste néanmoins rejeté par le nord de la France, et plus particulièrement par l'Île-de-France, où l'on a faim. Finalement, en 1772, les membres de la faculté de médecine de Paris se décideront à déclarer – du bout des lèvres – que la consommation de la pomme de terre ne présente aucun danger. Mais le terrain sur lequel Parmentier a installé ses plantations appartient aux Sœurs grises, qui veulent conserver leurs prérogatives dans la gestion de l'infirmerie et de l'apothicairerie des Invalides. Il doit donc renoncer à cultiver sa chère pomme de terre, un tubercule souterrain assez louche, un « fruit du diable » sans doute vénéneux, classé au plus bas de l'« échelle des êtres » par les communautés religieuses de l'époque.

Voulant probablement sortir de cette impasse, Parmentier remet sa charge d'apothicaire-major le 29 juillet 1774. En contrepartie, Louis XVI lui offre le statut de « pensionnaire du roi » aux Invalides. Il y garde donc gracieusement un appartement, et peut désormais se consacrer entièrement à ses recherches. Toujours féru de bromatologie (ou science alimentaire), il complète en 1781 une thèse intitulée *Recherches sur les végétaux nourrissants qui, dans les temps de disette, peuvent remplacer les aliments ordinaires, avec de nouvelles observations sur la culture des pommes de terre.* Infatigable et certain de détenir le moyen de remédier aux sévères disettes de l'époque, le scientifique organise des dîners auxquels des célébrités, à l'instar de Benjamin Franklin et Lavoisier, sont conviées. Bientôt, Parmentier se voit confier 2 hectares à la plaine des Sablons (aujourd'hui Neuilly), aux portes de Paris, pour procéder à une expérimentation grandeur nature. La légende veut qu'il ait, afin de vaincre les dernières réticences, fait surveiller les champs par des gardes le jour, mais pas la nuit. Intriguée par tant de mystères, la population voisine aurait alors dérobé les tubercules, découvrant avec stupéfaction leur comestibilité.

Antoine Parmentier devra cependant attendre le 24 août 1785 pour avoir enfin l'occasion de présenter ses pommes de terre à Louis XVI. L'histoire raconte que le roi se serait enthousiasmé en voyant ces petites tiges agrémentées de fleurs mauves, fleurs qui se seraient aussitôt retrouvées sur son vêtement, ainsi que dans la chevelure de Marie-Antoinette...

La curiosité du couple royal est piquée : il veut à tout prix goûter les « parmentières ».

« Ce jour va marquer l'entrée de la pomme de terre dans le système alimentaire des Français », explique Anne Muratori-Philip dans son *Histoire des Invalides,* « et Louis XVI accorde à Parmentier le plus flatteur des compliments : "La France vous remerciera un jour d'avoir trouvé le pain des pauvres." » Malheureusement, un peu trop tard pour le roi, les famines à répétition ayant été, comme on le sait, l'une des causes de la Révolution. Parmentier meurt en 1813. On raconte qu'au cimetière du Père-Lachaise, où se trouve sa sépulture, des sociétés et associations de pharmaciens viennent encore honorer sa mémoire, et que des plants de pommes de terre ont longtemps orné sa dernière demeure…

En face de ce laboratoire, la bibliothèque médicale et administrative de l'INI, une salle classée monument historique interdite au public, et qui se trouve être l'ancienne apothicairerie des Sœurs grises. Maryama Kossoko me fait très aimablement visiter son royaume. Certes, l'armoire aux poisons ne cache plus que des dossiers, mais certains pots, disposés sur les rayonnages, renferment encore un peu de leur substance d'origine : fumeterre, valériane… On pénètre dans cette pièce par une belle porte du XIXᵉ siècle, entre deux gros mortiers fondus en 1695 pour les Invalides, mortiers ayant la particularité de sonner l'un le *la*, l'autre le *sol*, quand on les fait tinter à la manière d'une cloche. Sous la fenêtre, une belle vasque en marbre rose du Languedoc, avec robinet à col-de-cygne ; devant, une paillasse croulant sous les dossiers, et, tout autour de la pièce, un fonds de plus de 11 500 livres, fonds spécialisé dans les questions médicales, administratives et juridiques.

En haut des rayonnages sont inscrits les noms d'Hippocrate, Lavoisier, Galien, Fourcroy, Parmentier, Tournefort, autant de savants ayant marqué leur temps. Quelques reproductions en noir et blanc nous montrent les religieuses au travail ou des pensionnaires en redingote attablés devant un litre de vin rouge, dans ce qui devait être l'ancêtre du Foyer.

Encore un recoin follement évocateur, encore de vieux murs très bavards…

16

RENDEZ-VOUS À PAPARA

Tarmac de Faaa, à Tahiti. Parfums sucrés, étoiles nouvelles, bouffées d'air tiède. Nous voilà enfin au sud, tout au sud, sur le rebord du tropique du Capricorne. Là où les enfants ont la peau croustillée de soleil, là où les « r » roulés chassent instantanément toute mauvaise humeur, là où les cocotiers s'inclinent devant la beauté. Je connais assez bien le Pacifique, la Nouvelle-Calédonie, où j'ai vécu deux ans, la Polynésie française, où je suis venue à six ou sept reprises. Pourtant, c'est toujours la même magie : l'arrivée vers 23 heures après un vol interminable, cette chaleur douce qui vous enveloppe dans la nuit, le petit air de ukulélé et la fleur de tiaré glissée derrière l'oreille, les familles venues accueillir leurs proches en chantant, avec une chaleur et une générosité que l'on ne trouve nulle part ailleurs... Partir ou rentrer seul au *fenua* (« pays natal ») ? La question ne se pose même pas. Ce voyage, deux mois après ma sortie des Invalides, a commencé sous les meilleurs auspices : en effet, nous attendions en bas de notre immeuble le taxi devant nous conduire à Roissy, lorsque nous avons vu surgir le père Dominique Arz, aumônier national de la gendarmerie et recteur de Saint-Louis des Invalides. Il venait, comme tous les dimanches, récupérer à la boulangerie voisine un grand carton de croissants destinés aux gendarmes en faction à l'INI... Comme un fil rouge, les Invalides nous accompagneront d'un bout à l'autre de ce périple de 16000 kilomètres. Retour de Moorea sur l'*Aremiti*, le ferry qui relie l'île sœur de Tahiti à Papeete, la capitale : cela fait déjà presque trois semaines que nous sommes dans les îles, avec notamment une belle échappée aux Marquises, dont je rêvais depuis longtemps. *Je suis dans les mers du Sud*, le livre de Jean-Luc Coatalem[I], parti sur les traces de Paul Gauguin, avait encore attisé un peu plus les braises. Joyeuse cohue à la descente du ferry. Nous repérons de loin Popo, venu nous chercher. D'une carrure imposante, Popo est l'un des fils de Jean-Michel, un ami des Invalides, ancien militaire amputé d'une jambe à 22 ans, à la suite d'un accident. Il était impensable que nous nous rendions à l'autre bout du monde sans aller saluer ce compagnon d'hôpital, rencontré à Paris, au pied du dôme. Crinière blanche, grande taille et prestance d'un *arii* (dignitaire maori), même en fauteuil : Jean-Michel fait son entrée au Foyer un jour de novembre. À cette heure tranquille de la matinée, nous ne sommes que quatre dans la grande pièce silencieuse ; les télévisions sont en sourdine, et le temps s'écoule doucement pour ceux qui sont là et qui n'ont rien d'autre à faire que de progresser dans leur rééducation ou de tuer le temps. Très naturellement, la conversation s'engage. Jean-Michel, qui vient de fêter ses 70 ans, fréquente les Invalides depuis 1969.

I. Publié aux éditions Grasset.

Des chambres dénuées de douche, des infirmières peu sympathiques (« De vrais adjudants ! Cela n'existe plus aujourd'hui ! »), le bâtiment Foch, où il dormait (« Personne ne venait nous rendre visite la nuit : cela nous permettait d'inviter des copines ! »), et Sylvie, sa jolie kiné de l'époque : Jean-Michel se souvient de tout et se livre en riant. C'est le syndrome des Invalides, la magie des conversations au Foyer : on ne se connaît pas, et pourtant, en ce lieu précis, à ce moment-là, un lien fraternel extrêmement fort nous unit. Protestant pratiquant, il rentrera chez lui à 23 ans, puis épousera sa charmante promise, Georgina. Il poursuivra sa carrière dans l'armée, notamment au sein du Centre d'expérimentation du Pacifique. Lui et sa femme auront 7 enfants (certains se sont installés en métropole) et 15 petits-enfants. Aujourd'hui, ils habitent une agréable maison située dans le sud de Tahiti, à Papara précisément, parmi les bananiers (au moins 30 variétés, sa fierté) et les manguiers. Nous faisons la route qui sépare le centre de Papeete de Papara en discutant avec Popo, que nous avions déjà croisé à Paris, lorsqu'il accompagnait son père. En effet, tous les trois ans, Jean-Michel effectue un check-up aux Invalides et se voit offrir son billet d'avion, pour lui et pour un accompagnant. Cela permet de resserrer les liens avec la famille « de France ». Hibiscus, crotons, tamaris, *opuhi* : la superbe route côtière traverse plusieurs villages paisibles et fleuris. Nous longeons de vastes marae – anciennes demeures des dieux polynésiens –, celui d'Arahurahu à Paea, celui de Mahaiatea à Papara, puis passons près du splendide golf d'Atimaono, entouré de pamplemoussiers. À ma droite, sans une ride, l'océan mijote, à peine rayé par le léger sillage des pirogues à balancier. Encore quelques mètres, puis nous piquons sur la gauche en direction de la montagne : un sympathique comité d'accueil nous attend. Jean-Michel, vêtu d'un paréo, est là, debout sur son unique jambe. Armé d'une béquille, il est entouré des siens. Nous sommes reçus comme des princes : la famille a préparé un véritable repas de fête ! Nous passons à table sans trop tarder – nous sommes 14 et les plus jeunes ont faim –, sous l'auvent de la maison. Autour de nous, un jardin idyllique dans lequel les arbres croulent sous les fruits. Sur la longue table, une profusion de mets, dont la préparation a sans nul doute commencé la veille : poisson au lait de coco, *poe*, viandes, gâteaux... C'est un festin magnifique et familial, dans la plus pure tradition d'accueil des Polynésiens. Nous parlons de la famille de Georgina, des Marquises, des Australes, de « Muru », atoll qu'il a si bien connu dans lequel se trouvait la base française d'essais nucléaires, de Teahupoo sur la presqu'île, où se trouve un spot de surf mythique... Le temps s'étire, nous rapprochant, hélas, de notre vol de retour. Avant de partir, Jean-Michel nous montre le fauteuil électrique – protégé par un tissu fleuri – qu'il a réussi à rapporter des Invalides, après un combat de haute lutte avec des douaniers américains particulièrement tatillons, lors de l'escale à Los Angeles. Dans l'avion qui fait route vers l'est, je tombe sur un article consacré à Gauguin et à sa palette « composée des couleurs les plus éclatantes possible, seules à même de traduire l'incroyable vibration qui émane de la lumière tropicale : nappes de jaune de chrome, de bleu et d'indigo, complémentaires et dynamiques, avec une touche de vermillon ». On se croirait encore dans le jardin de Jean-Michel et Georgina...

17

MANOJ, CAPITAINE DE SON DESTIN

Souvent, lorsque je déjeunais avec mon père, un jeune homme venait se joindre à nous à l'heure du café, ou un peu avant, « pour faire la poussière » (ancienne coutume issue de l'armée d'Afrique où l'eau était rare, et où l'on rinçait son verre avec un peu de vin). Son sourire éclatant, sa grande gentillesse vis-à-vis de son aîné, légionnaire comme lui, et son immense volonté nous ont tout de suite séduits. À 27 ans, Manoj Shrestha détenait un triste record : il était, à ce moment-là, le plus jeune pensionnaire des Invalides, cloué dans un fauteuil après avoir miraculeusement survécu à une avalanche. Pourtant, la neige, la montagne, Manoj connaît mieux que personne, lui qui a grandi bien loin du 7e arrondissement de Paris, dans le district de Lamjung, au Népal. Lamjung, c'est le pays des chasseurs de miel, au nord-ouest de Katmandou, la capitale, dans le piémont himalayen. Non loin se trouve Pokhara, ville d'où partent d'innombrables treks, à la découverte d'une région magnifique, que j'ai eu la chance de parcourir : le camaïeu des terrasses cultivées, les torrents couleur émeraude, les forêts de bambous, de pins et de rhododendrons, les vastes alpages où paissent les yacks, les villages bâtis en pierre et en bois... Jadis peu fréquentée, la ville de Pokhara attire désormais de plus en plus de visiteurs, en raison des difficultés rencontrées pour accéder au Tibet. La silhouette acérée et les neiges éternelles du Manaslu (8 163 mètres) se détachent dans le ciel. Manoj ne souhaitait pas devenir sherpa, comme beaucoup de ses camarades, et l'idée de reprendre l'épicerie de son père ne l'enchantait guère plus. Non, le rêve de Manoj, c'était d'être un Gurkha. Chaque année, près de 20 000 jeunes Népalais tentent d'intégrer cette prestigieuse brigade, une unité d'élite de l'armée britannique – survivance glorieuse de l'ancienne armée des Indes – engagée sur tous les fronts depuis plus de deux cents ans. Sa devise ? « Plutôt mourir que vivre en lâche. »

« J'ai tenté trois fois de m'engager, mais, chaque année, à peine 200 personnes sont retenues ! Les trois fois, j'ai réussi toutes les épreuves passées pendant les huit mois de sélection. Je suis toujours allé au bout, mais il n'y avait plus aucune place. » Le principal camp de recrutement des Gurkhas de Sa Majesté se trouve justement à Pokhara, non loin de son village. C'est là qu'il a effectué l'ensemble de ses tests, et notamment la redoutable Doko Race, une course d'une heure sur 5 kilomètres, avec un dénivelé de plus de 1 000 mètres et 25 kilos de sable et de pierres sur le dos... « J'ai tenté de devenir Gurkha à l'âge de 17 ans, puis à 18 et 19 ans. L'âge limite, c'est 21 ans. » Comme beaucoup d'autres jeunes gens courageux et endurants, Manoj, bien qu'ayant réussi la « sélection des collines », première porte d'entrée dans ce monde fermé, n'a donc finalement pas pu intégrer la brigade. En 2013, il part au Qatar, où il travaille au sein du service clientèle de la compagnie aérienne Qatar Airways. Il restera un peu moins de deux ans à Doha. Certes, il gagnait bien sa vie, mais son rêve d'entrer dans un corps d'élite le tenaillait. Manoj passe des mois à faire des recherches, puis s'offre un billet d'avion pour la France : « Je ne parlais pas un mot de français, explique celui qui, aujourd'hui, s'exprime avec le débit d'une mitraillette. Je suis arrivé en France en 2015, avec un visa d'un mois et 800 euros en poche. Au départ, j'étais accompagné de cinq amis, employés comme moi chez Qatar Airways. Mais tous ont finalement choisi de rejoindre le Portugal. Je me suis donc retrouvé seul... Heureusement, je m'étais renseigné sur Internet avant mon départ, bien aidé par un correspondant militaire népalais : l'immense aéroport Paris-Charles-de-Gaulle, comment prendre le métro, le taxi, le train... Finalement, tout a très bien fonctionné ! Je suis monté dans un train en partance pour Marseille, mais là, panne ! » Manoj s'amuse encore beaucoup de ses aventures. « Par chance, un jeune homme installé dans le même wagon que moi parlait très bien anglais. Il m'a expliqué comment rejoindre Aubagne. »

Car, bien sûr, le nouvel objectif de Manoj, c'est Aubagne et la Légion étrangère. Le voilà donc au centre de présélection de la Légion, quartier Viénot. « Je suis tombé sur un adjudant, sans doute brésilien, qui parlait très, très mal anglais ! Les tests physiques se sont extrêmement bien passés. J'étais un peu stressé, mais je savais que, si j'échouais, je pourrais toujours retourner travailler au Qatar. Je n'avais pas peur. » Après deux semaines à Aubagne, il est envoyé pour une durée de quatre mois à Castelnaudary. Il intègre alors le 4e régiment étranger où, chaque année, sont formés 1 700 hommes de 150 nationalités différentes. L'apprentissage de la langue s'avère alors primordial pour la cohésion du groupe. L'objectif: apprendre 100 mots en un mois et 500 mots en quatre mois! «C'était très difficile, se souvient Manoj. Je ne connaissais même pas ma gauche et ma droite! J'étais accompagné de six Népalais, de Hongrois, de Serbes, et d'un Indien qui a fini par partir... Beaucoup abandonnent au début, c'est tellement dur... Il n'y a pas beaucoup à manger, pas de Coca-Cola, pas de chocolat... Et pas de montre pendant trois mois. Nous faisions du sport toute la journée, mais je garde un bon souvenir des instructeurs. Après cela, j'ai intégré mon régiment, le 2e régiment étranger de génie, une unité de génie de montagne. Je n'ai pas eu le temps d'effectuer le stage para.»

Son accident survient le 18 janvier 2016 – huit mois seulement après avoir intégré la Légion étrangère –, lors d'un stage à Modane, en Savoie. Ce jour-là, à 2000 mètres d'altitude, dans le secteur du Petit Argentier, les conditions météo sont mauvaises, avec des vents forts sur les massifs. Le risque d'avalanche est de 3 sur 5. «Cinq militaires sont morts, emportés vers 13h50 par une avalanche à Valfréjus, alors qu'ils s'entraînaient hors piste. Treize skieurs ont été impliqués dans l'accident, parmi une cinquantaine de militaires à l'entraînement. Deux militaires secourus sont en état d'hypothermie; l'un se trouve dans un état grave [le premier est Manoj, le second décédera le jour suivant]. Ils ont été évacués vers Grenoble et Saint-Jean-de-Maurienne. Les recherches se sont achevées à 16h30», annoncera le soir même le Premier ministre, Manuel Valls. Plus tard, le commandant de la Compagnie républicaine de sécurité des Alpes estimera que les militaires étaient «bien équipés» et que les conditions météorologiques n'exigeaient pas un arrêt de toute activité.

Manoj nous raconte son accident dans sa chambre du couloir Turenne, dans l'aile Desgenettes. Une chambre impeccablement rangée depuis laquelle il parle tous les jours – miracle de Viber et de WhatsApp – avec son père, resté au Népal. De sa fenêtre, il a une vue imprenable sur l'église des Soldats (« Mais je ne comprends rien à la messe... Il faudra que quelqu'un m'explique ! ») ; sur le rebord, son képi blanc et son béret vert, qu'il porte pour les grandes occasions, quelques photos de famille et plusieurs soldats de plomb. Près de l'armoire, une petite valise et un gros sac à dos kaki, dans lesquels tient toute sa jeune vie de légionnaire. « Il y a d'abord eu une petite avalanche », explique Manoj qui, ce jour-là, a perdu l'un de ses camarades népalais, « puis une seconde, beaucoup plus grosse. Je me suis tout de suite écarté, mais je me trouvais dans les premiers. L'avalanche m'a d'abord projeté sur le ventre, puis j'ai dévalé la pente sur le dos. J'ai aperçu le ciel au-dessus de moi : je n'étais pas sous la neige, et j'avais encore mon sac à dos de 25 kilos. J'ai dû dégringoler sur 50 mètres. À un moment, je me suis cogné ; mon front saignait beaucoup... Je me suis évanoui. Ensuite, je me souviens qu'un camarade m'a aidé. L'hélicoptère est arrivé, mais j'étais dans les vapes, je parlais beaucoup en népalais... Je me pensais en plein rêve. J'ai été conduit à l'hôpital de Grenoble. Huit minutes : c'est le temps qu'il a fallu aux secours pour arriver. S'ils étaient arrivés quelques minutes plus tard, il y aurait eu plus de morts. À l'hôpital, j'ai découvert que mes jambes ne bougeaient plus. Ma tête allait bien, mais je n'arrivais pas à me soulever. Tout le monde, heureusement, parlait anglais. Je souffrais de multiples fractures, et mon bras gauche était paralysé. Aujourd'hui, j'en ai retrouvé l'entière mobilité. Les médecins ont tout de suite su que j'étais paraplégique. Ils m'ont expliqué que ma colonne vertébrale était touchée et que je ne marcherais plus. » Manoj reste deux semaines à Grenoble, puis est transféré à l'hôpital d'instruction des Armées de Laveran, à Marseille, où il a tout le temps de parfaire son français.

La « famille Légion » se mobilise immédiatement pour Manoj. Son chef de corps au 2e REG, le colonel de Sercey, et son second, le lieutenant-colonel Delattre, font venir à Marseille ses parents, son petit frère, ainsi que sa grande sœur, accompagnée de son mari. « Je les remercie du fond du cœur. Ils ont été formidables avec moi. Normalement, quand un accident survient, on ne fait venir que deux personnes de la famille. Là, mon colonel les a fait venir tous les cinq ! Ma sœur et son mari n'ont pu rester que deux semaines, mais mes parents et mon frère, eux, ont séjourné ici quatre mois ! Tout leur séjour a été organisé par la Légion. Ils étaient hébergés au CHALE de La Ciotat, l'un des centres d'hébergement et d'accueil de la Légion étrangère, et venaient chaque jour me rendre visite à Laveran. Mon frère, qui parle un peu anglais, traduisait pour mes parents. »

Et voici le plus incroyable dans cette histoire : Manjil, le jeune frère de Manoj, s'est engagé dans la Légion au cours de son séjour en France ! « J'ai demandé au colonel de Sercey si mon petit frère pouvait devenir militaire à son tour. Physiquement, il était aussi costaud que moi et, surtout, il en avait envie. Le colonel a répondu : "Pourquoi pas." Et voilà ! Avant, je lui donnais de l'argent, mais maintenant, il gagne bien sa vie ! » Manoj rit... « Pour lui, tout a été plus facile, car les gradés me connaissaient. Il voulait aussi le 2e REG, mais a finalement obtenu le 1er REC (régiment étranger de cavalerie) de Carpiagne, dans le 9e arrondissement de Marseille. »

Son accident ? Manoj en parle avec beaucoup de maturité et d'élégance : « Une blessure, cela arrive aussi aux civils. Si j'avais eu un souci dans la vie civile, je n'aurais rien eu. Là, parce que j'étais un militaire en entraînement, j'ai droit à une très bonne pension. Je n'ai plus de problème d'argent, et je peux donc continuer à aider ma famille au Népal. »

Une kiné absolument formidable l'aide durant son séjour à Laveran, et Manoj, toujours très motivé, ne tarde pas à retrouver une autonomie totale, autonomie très importante à ses yeux, car elle le différencie de beaucoup d'autres blessés. Il est ensuite transféré aux Invalides le 10 avril 2017. Il avait, peu de temps auparavant, séjourné à Puyloubier, sur les pentes de la montagne Sainte-Victoire, où se trouve l'Institution des invalides de la Légion étrangère. Mais l'endroit n'était pas du tout adapté, et les légionnaires dans l'ensemble très âgés. Ici, à l'INI, Manoj a trouvé une maison accueillante, en plein cœur de Paris, où il peut participer à de nombreuses activités, et notamment fréquenter chaque jour le Cercle sportif (CSINI), au sein duquel il s'entraîne sans relâche. Son rêve ? Participer un jour aux Invictus Games, lancés par le prince Harry, une compétition multisport pour soldats et vétérans de guerre, blessés ou handicapés. S'inspirant des Jeux paralympiques, les Invictus Games tirent leur nom du poème *Invictus*, de William Ernest Henley ; leur slogan, *I am* (« Je suis »), renvoie d'ailleurs aux deux derniers vers de ce poème (« *I am the master of my fate, I am the captain of my soul* », ce qui signifie : « Je suis le maître de mon destin, je suis le capitaine de mon âme »), deux vers qui vont comme un gant à Manoj. Il a participé aux Rencontres militaires blessures et sports (RMBS), et est invité partout. Il a également pu s'entretenir avec le président de la République – auquel il a demandé la nationalité française – et a vu Brigitte Macron à trois reprises. Lors des cérémonies du 14 Juillet, il est installé dans la tribune officielle, avec d'autres militaires blessés. Son régiment l'a emmené grimper le mont Ventoux sur un vélo adapté (avec un pédalier à main) et organise régulièrement des visites pour lui. Mais Manoj est jeune, et ne veut pas s'imaginer retraité. Son congé longue maladie achevé, il a retrouvé le monde actif, et travaille comme civil de la défense nationale, toujours pour la Légion étrangère, au CHALE de La Ciotat, où ses parents avaient été si bien accueillis.

Et cette année, il est devenu français. « Je veux bien retourner quelque temps au Népal mais, là-bas, c'est beaucoup trop dur pour les handicapés. Je réfléchis à créer une ONG pour eux. » En attendant, Manoj, qui a décidé de passer son permis de conduire aux Invalides, potasse son Code de la route. Il envoie régulièrement des photos de lui à ses copains restés au Népal. Mais toujours des photos du haut de son corps : « Ils ne savent pas que je suis handicapé, je ne leur ai rien dit », avoue-t-il dans un dernier sourire.

18

LE PIGEON D'ANDRÉ

Ce matin-là, alors que je descends au gymnase, je croise Étienne, un camarade amputé assez vieille France, et d'ordinaire très courtois : « Je ne peux pas te parler ! » Vêtu d'un tee-shirt Tintin très fatigué (impossible de s'habiller autrement que décontracté le temps de notre rééducation), Étienne se déplace rapidement sur sa prothèse, occupant le centre du couloir. Tout le monde s'écarte. Derrière, sa kiné suit avec un chronomètre : il doit réussir le test dit « des six minutes » s'il veut pouvoir rentrer chez lui. Soudain apparaît un personnage poussant toujours son fauteuil à l'envers, de sa seule jambe valide et avec vigueur. On parvient tout juste à éviter l'accident : André Tassin, stoppé à temps, n'a pas mis à mal le chrono d'Étienne.

Carrure d'athlète, visage buriné et prunelles d'un bleu très clair : André Tassin, 94 ans, est l'un des rares pensionnaires à s'aventurer du côté du gymnase des hospitalisés, pourtant à l'opposé de son bâtiment. Au moindre rayon de soleil, il sort, bien souvent en short et coiffé d'une casquette de biker. Sauf, bien sûr, lorsqu'il se rend à la messe, tous les dimanches. Dans ce cas, c'est blazer bleu marine, décorations pendantes et béret rouge d'ancien para.

André Tassin fournit des efforts surhumains pour se tenir debout, sans canne, lorsque l'office le requiert, et ce alors même qu'il est unijambiste, hélas amputé trop haut pour pouvoir bénéficier d'une prothèse. Un jour, il nous invite, mon mari et moi, à venir discuter dans sa chambre. Il vit au rez-de-chaussée de l'aile Robert-de-Cotte, dans le couloir Toulon. Son lit est fait au cordeau, toutes ses affaires sont en ordre, et deux grands drapeaux tricolores – dont l'un est celui de l'Association des titulaires de la Légion d'honneur DPLV (décorés au péril de leur vie) – sont calés contre le mur. C'est en Indochine qu'André a failli mourir. Sur son calendrier cartonné, quelques photos : le général de Gaulle, une ancienne compagne vietnamienne, le pape, son pèlerinage à Lourdes et sa chienne Louloute.

Le caporal-chef André Tassin, de la 4e compagnie du 202e bataillon vietnamien, est blessé le 14 août 1953 à Mong Son, dans le Tonkin, alors qu'il terminait son séjour de trois ans et s'apprêtait à retrouver la France. « La première rafale envoyée ce jour-là a atteint ma jambe. L'artère fémorale a été sectionnée. Je perdais tout mon sang. En arrivant à l'hôpital, j'étais mourant. D'ailleurs, on m'a mis avec les morts », raconte-t-il sobrement.

« Blessé très grièvement au cours de l'action, il n'a accepté de se faire évacuer qu'après avoir été certain d'avoir repoussé l'adversaire. A fait preuve en la circonstance des plus belles qualités de bravoure et d'abnégation ; a été amputé de la jambe gauche. Croix de guerre en théâtre d'opérations extérieures avec palme. » Signé : René Coty.

André a sorti cette feuille de papier tapée à la machine d'une sacoche en cuir et peau de python, sacoche dans laquelle il conserve les souvenirs de toute une vie. De la chance, André n'en a pas eu beaucoup au berceau. Abandonné dès la naissance, il est pris en charge par l'assistance publique de Bourges le 1er mars 1928, date à partir de laquelle il sera ballotté de nourrice en famille d'accueil. À 14 ans, on le fait travailler dans les fermes ; à 21 ans, il s'engage dans l'armée. Baraqué, bel homme, André a un gros faible pour la gent féminine, qui, si l'on en croit le contenu de la sacoche, le lui rend bien, en dépit de son infirmité. Prévenant, il se tourne vers moi : « Cela ne vous gêne pas ? Je vais vous montrer quelques photos. » Tin Lam, sa ravissante « femme vietnamienne » qui a été tuée (« On s'aimait tellement... Elle a quitté un capitaine pour moi ! On faisait vraiment un beau couple... »), et puis Alice, Nadine, Agnès, Béatrice, Nadia, Geneviève... N'en jetez plus ! Sur les photos en noir et blanc, ses conquêtes apparaissent tantôt sous un jour très convenable, col Claudine et collier de perles, tantôt dans une tenue un peu plus légère... André, sous ses airs de dur, a la larme facile. Et des emportements soudains.

Mal opéré à l'hôpital de Tourane (aujourd'hui Da Nang), il est rapatrié en France. Aidé par sa carrure d'athlète, il dépassera son handicap, décrochera un diplôme de maître-nageur sauveteur en 1964, et gagnera sa vie pendant quinze ans en exécutant un étonnant numéro d'équilibriste unijambiste. « Regardez, là, c'est moi ! » Et nous voyons ce beau brun, vêtu d'un simple maillot de bain, en pleine démonstration devant le Carlton de Cannes ou le rocher de la Vierge, à Biarritz. « J'étais le seul à faire ce numéro. La photo, vous la voulez avec ou sans pilon ? J'ai les deux ! » Pincez-moi, je rêve ! À cette époque, André était beau comme un acteur américain, portait la barbe et beaucoup de bijoux en or. Il restera ensuite vingt-cinq ans dans le Béarn, à l'École nationale d'entraînement physique militaire de Pau (ENEPM), sous les ordres du colonel de Fornel, puis du colonel de Stabenrath. Un très grave accident de voiture brisera sa jambe valide en quatre morceaux. « Mais je ne suis pas mort ! C'est pour cela que je crois en Dieu. » Dans la sacoche aux mille souvenirs, une photo de Michèle Alliot-Marie en train de l'embrasser, et une autre de Simone Veil, dont il dit avoir été amoureux. André, officier de la Légion d'honneur, médaillé militaire, croix de guerre avec palme, médaille coloniale avec barrette, croix du combattant, médaille des blessés de guerre, une jambe en moins et, désormais, un bras paralysé, vit aux Invalides depuis trois ans, mais n'y est pas heureux. Ce qu'il voudrait, lui, c'est partager son quotidien avec une compagne, et rentrer dans sa propriété de Livry-Gargan, où il a installé des fontaines et des statues. « Mais je suis trop vieux ! Tous mes copains sont morts. »

Nous nous retrouvons par hasard, un matin, devant le jardin de l'Abondance. Il m'interpelle : « Regarde ! Je te présente mon copain, il me suit partout. » André me montre un pigeon blanc tacheté de noir, genre appaloosa de trottoir. Effectivement, l'oiseau ne semble pas vouloir quitter son nouvel ami d'une semelle (expression parfaitement appropriée lorsque l'on évoque un unijambiste). « Regarde bien ! Il est comme moi ! » C'est alors que je constate, stupéfaite, que le pigeon d'André n'a qu'une seule patte : il a perdu la gauche, comme son compagnon d'infortune ! Cette scène de film m'enchante...

19

TRUMP, NETANYAHOU ET LA FASHION WEEK

Le 13 juillet 2017, alors que je viens tout juste d'arriver, le site est entièrement bouclé. Les forces de sécurité, qu'elles portent ou non l'uniforme, sont partout, même dans les sous-sols. Et pour cause : Emmanuel Macron s'apprête à se recueillir sur le tombeau du maréchal Foch en compagnie de Melania et Donald Trump (qui assisteront le lendemain, en tant qu'invités d'honneur, aux festivités du 14 Juillet). En effet, nos deux pays célèbrent ensemble le centième anniversaire de l'entrée en guerre des États-Unis aux côtés des forces alliées, dirigées par Ferdinand Foch au moment où la Grande Guerre prend fin. Ce jour-là, il aurait fallu que je reste tranquillement dans ma chambre, mais j'avais rendez-vous dans une clinique, afin de faire le point avec un spécialiste de la main sur mon poignet déficient. Après la consultation, je me souviens avoir attendu un bon moment dans le hall d'accueil, le regard rivé à la télévision, en attendant que ces visiteurs de marque en aient terminé, que le périmètre de sécurité soit levé et que l'ambulance puisse me ramener « chez moi », autrement dit dans un monde à part.

La semaine suivante, mon mari nous entraîne, mon fauteuil électrique et moi, dans le jardin de l'Intendant, sous les fenêtres des pensionnaires de l'aile Robert-de-Cotte, pour une petite promenade vespérale. Nous rejoignons tranquillement les bancs qui regardent plein sud, en direction de la place Vauban. Le ciel est très clair, la lumière sur les broderies de buis, de cosmos et de graminées est dorée, et les grilles sont fermées : plus de touristes, nous sommes seuls. Enfin presque : nous remarquons quelques voitures noires garées devant le tombeau de Napoléon. Rien de bien extraordinaire : il arrive souvent que des personnalités visitent les lieux en dehors des heures d'ouverture, et s'éclipsent aussi discrètement qu'elles sont venues. Nous goûtons donc en toute quiétude ce moment paisible au cœur de Paris. Soudain, costumes sombres, kippas, lunettes de soleil et oreillettes, de grands gaillards se dirigent vers nous. Ils sont une vingtaine ! Perdu parmi eux, un couple aisément reconnaissable qui, lui aussi, a décidé de savourer les dernières lueurs du jour : Benyamin Netanyahou, le Premier ministre israélien, et son épouse, Sara. Ils sont venus en France pour célébrer le 75e anniversaire de la rafle du Vél' d'Hiv. Alors qu'ils s'installent sur le banc situé juste à côté du nôtre, nous les saluons courtoisement d'un signe de tête. Ils nous répondent aimablement, tandis qu'à leurs côtés l'essaim d'hommes assurant leur sécurité semble nettement plus nerveux. Notre petite promenade romantique a pris un tour inattendu... Le Mossad a les yeux rivés sur nous. Cela fait beaucoup rire mon mari, qui décrète soudain que je suis très fatiguée et que je dois rentrer : nous passons donc très tranquillement au milieu de nos nouveaux amis. Un homme se tient prêt à dégainer. À moins d'un mètre de l'un des chefs de gouvernement les plus protégés de la planète, nous décidons d'abréger les souffrances du service de sécurité, et repartons sans nous retourner vers notre anonymat. Heureusement qu'en huit jours j'ai appris à maîtriser mon destrier (bridé par mon mari à trois vitesses au lieu de cinq) ; autrement, nous aurions sans doute eu quelques problèmes...

Aux Invalides, l'année est rythmée par des visites officielles et divers événements : messes, célébrations, cérémonies... Chaque été, un grand spectacle son et lumière intitulé *La Nuit aux Invalides* est ainsi donné dans la cour d'honneur, spectacle historique ouvert au grand public et fort réussi. Je me souviens d'y avoir assisté en compagnie de mon père, de mon mari, de Jérémie, un ancien soldat lourdement handicapé, et d'André Tassin, qui adore « sortir » le soir. Nous étions ensuite rentrés tous ensemble en empruntant le corridor de Metz et le « Trou-au-Chat », enveloppés par le silence des vieilles pierres et la lumière chaude des réverbères.

À cette même période, la première représentation des *Noces de Figaro,* donnée à l'occasion d'une nouvelle édition du festival « Opéra en plein air », mise en scène par Julie Gayet, avait été annulée... à cause de la pluie.

Ensuite commence la saison musicale concoctée par le musée de l'Armée : plusieurs concerts sont donnés, soit au sein de l'église Saint-Louis, soit au Grand Salon, situé au premier étage de la galerie de la cour d'honneur. On y accède par le corridor Duquesnoy, où l'on tombe parfois sur un maître de taï-chi et son élève, qui pensaient avoir trouvé là un coin tranquille et propice à leur « boxe de l'ombre». Cette salle, autrefois salle du Conseil, occupe une position centrale sur la façade du bâtiment. Grâce à de grandes baies vitrées, on y jouit d'une perspective merveilleuse, avec, d'un côté, le dôme doré et, de l'autre, la Seine et le pont Alexandre-III. Cheminées, grands portraits (Louis XIV, Napoléon III...), dorures, lustres et tentures confèrent une élégance très «Grand Siècle» à ce lieu. L'église Saint-Louis accueille aussi chaque année le concert du Foyer des Invalides, donné par la Garde républicaine: là, sous les bannières et les trophées raidis par les ans, parmi les fourragères dorées et les cuivres rutilants, à l'heure où Michel Drucker campe dans les salons, je me souviens d'avoir écouté, dans l'église pleine à craquer, des danses roumaines de Bartók particulièrement enlevées.

En septembre a lieu la messe commémorative de la fondation de l'hôtel des Invalides, présidée par monseigneur Antoine de Romanet de Beaune, évêque aux armées, en présence (alors) du prince Louis de Bourbon, duc d'Anjou, aîné des Capétiens, et du prince Henri d'Orléans, chef de la branche cadette de la maison de Bourbon. L'occasion pour moi, une fois de plus en cette enceinte, de réviser mon histoire de France et de constater que l'on a bien pris soin de placer ces deux hôtes de marque non pas côte à côte, mais de part et d'autre de l'autel. Excellente initiative, puisqu'ils se serreront à peine la main.

Le 18 octobre 2017, j'ai eu la chance d'assister à la cérémonie d'adieu aux armes du général de Saint Chamas, le nouveau gouverneur des Invalides. Il y a d'abord eu une splendide prise d'armes au beau milieu des 60 canons de bronze et des obusiers de la cour d'honneur. De nombreux légionnaires, bien sûr, mais également des pensionnaires et des membres du personnel étaient présents. Ensuite, des remises de décorations, puis une soirée mémorable chez le gouverneur militaire de Paris, qui avait aimablement prêté ses salons. Fidèles à leurs traditions, les nombreux légionnaires présents n'ont pas manqué en fin de soirée d'entonner quelques chants, parmi lesquels un puissant *Anne-Marie*, que je ne suis pas près d'oublier.

Il y a aussi, hélas, les obsèques, toujours réglées au cordeau, afin que chaque pensionnaire – peu importe sa religion, son rang ou ses opinions politiques – soit salué le plus dignement possible par ses pairs. « Aux Invalides, on renoue avec une France glorieuse et douloureuse, ce qui hisse notre patriotisme à une certaine altitude », a écrit Denis Tillinac au sujet de l'une de ces cérémonies. Je me souviens du sourire de Maurice, pensionnaire depuis 2013 aux Invalides. Maurice Chauveau, qui avait eu 100 ans à l'automne 2017 et qui déjeunait toujours entouré d'amis dans la grande salle à manger. Très en forme et toujours enjoué, malgré la perte de son unique fils, puis de son épouse, après soixante-sept ans de mariage, Maurice avait économisé pendant des mois pour pouvoir inviter tout l'INI (pensionnaires, hospitalisés, personnel soignant), le 31 octobre 2017, à son cocktail d'anniversaire. Treize jours plus tard, le jeune centenaire, après avoir pris son petit déjeuner en chambre, comme il le faisait chaque matin, s'est rendormi pour l'éternité. Sous les voûtes de la cour d'honneur, le jour de ses obsèques, de nombreux amis de tous âges, pensionnaires ou non, étaient présents : des infirmières, des médecins, deux anciens gouverneurs (le général Ract-Madoux et le général Cuche), réunis autour du général de Saint Chamas. Celui-ci s'est adressé une dernière fois au défunt, ainsi que le veut la tradition : « Vous êtes mobilisé en septembre 1939. Vous participez alors à la "drôle de guerre". Vous vous battez ensuite à la frontière belge et dans la Somme. Vous êtes fait prisonnier le

18 mai 1940. Envoyé en captivité en Allemagne, dans un stalag, vous vous montrez d'emblée récalcitrant, essayant à plusieurs reprises de vous évader. Votre fort caractère et votre refus de vous soumettre à l'autorité allemande vous valent d'être transféré, puis interné au tristement célèbre camp de représailles de Rawa Ruska, en Ukraine, en mai 1942. Le "camp de la goutte d'eau et de la mort lente" selon la formule utilisée par Churchill. Au procès de Nuremberg, le chef de ce camp revendiquera tous ces mauvais traitements, et précisera même que, s'il en avait eu le temps, aucun Français n'en serait sorti vivant. »

Grande émotion dans l'assistance.

« Maurice Chauveau, vous êtes chevalier de la Légion d'honneur, titulaire de la croix du combattant volontaire de 1939-1945, de la médaille des évadés, de la médaille des internés pour faits de résistance. En nous associant dans le recueillement à la peine de vos proches, à celle de vos amis, nous allons vous rendre un dernier hommage en écoutant, en présence de l'étendard des Invalides, la sonnerie qui vous honore en cet instant. Aux morts ! »

Roulements de tambour. Trompettes... La sonnerie, poignante, a résonné dans cette cour des Invalides si dépouillée. Et puis le silence. Le cercueil recouvert du drapeau tricolore s'est éloigné lentement, porté par six hommes.

Autre lieu très prisé des Invalides : l'esplanade se trouvant devant l'entrée du tombeau de Napoléon, où des tentes sont régulièrement dressées pour abriter toutes sortes d'événements (Journée nationale des blessés de l'armée de terre, présentation de voitures de luxe, etc.). Les revenus engendrés par la location de cet espace tombent dans l'escarcelle du musée de l'Armée. En ce jour d'automne, Paris est en pleine Fashion Week, et les pensionnaires des Invalides sont à la fête : vont défiler, sous leurs fenêtres, les mannequins de la maison de couture Nina Ricci, présentant la collection printemps-été 2018 (les années suivantes, ce sera Céline). Inspiré par les uniformes militaires, le directeur artistique de la maison, Guillaume Henry, a en effet décidé de mettre les filles au garde-à-vous. Képis blancs, pardessus d'officiers, capes sahariennes, brandebourgs, jodhpurs et stilettos sexy… Le résultat, selon le magazine *Vogue* : « Une femme Nina Ricci à la conquête du pouvoir, dont l'ambition n'a d'égal que sa féminité. »

Mais, une fois le soir venu, lors du dîner des pensionnaires, les conversations porteront plutôt sur la maigreur des jeunes modèles, sur la marche du tombeau de Napoléon ébréchée au cours de l'événement, et sur ce camarade, installé près du podium afin de ne pas perdre une miette du spectacle, délogé pour laisser place à d'éminents invités bardés de badges. Lui ne portait, il est vrai, que quelques blessures et de vraies décorations.

20

LE CLUB DES « CENT »

Le 21 octobre, soit cinq mois jour pour jour après mon accident[1], j'obtiens enfin l'autorisation de rentrer chez moi le temps d'un week-end. L'INI est procédurière, mais il s'agit seulement, en bon langage « mili », de « poser une perm », c'est-à-dire de remplir une petite feuille verte – à se procurer à l'infirmerie – deux ou trois jours à l'avance. On y inscrit le nom du lieu où l'on compte se rendre, le temps que l'on pense y rester, et, bien sûr, un numéro de téléphone pour nous joindre en cas de problème. Les hospitalisés doivent remplir cette feuille dès qu'ils souhaitent s'absenter, que ce soit le temps d'un dîner, d'un week-end, ou de vacances en famille. Au cours de mon séjour, on ne me refusera aucune permission. À

I. Mon accident est survenu le 21 mai 2017, à Belle-Île-en-Mer. J'ai d'abord été opérée à l'hôpital Chubert de Vannes, où je suis restée dix jours. Ensuite, j'ai passé quarante jours à l'hôpital de Belle-Île, créé en 1659 par Nicolas Fouquet, onze ans avant les Invalides. Enfin, le 10 juillet, j'ai intégré l'INI, d'où je suis sortie à la fin de l'année 2017.

Percy ou à Bégin, moins de souplesse : il semblerait que cette possibilité de sortie soit accordée avec beaucoup plus de parcimonie.

Drôle de sentiment le dimanche après-midi, lorsque je dois préparer mon petit sac et regagner l'INI, un peu comme on regagne un internat. Désormais, plus de fauteuil (qui était très souvent occupé par mon mari) : je me déplace à l'aide de béquilles. Pour rentrer, il me faut éviter les feuilles de platane de l'avenue de Tourville, puis dépasser le dôme et les bâtiments bas aux fenêtres familières. À travers les grilles, j'aperçois les trophées, les guirlandes et les têtes de lion du – discret – monument à la gloire des médaillés militaires. Inauguré en 1925 par le président Gaston Doumergue, en présence des plus hautes autorités françaises, du maréchal Foch et de 500 valeureux combattants tous médaillés, il bénéficie depuis peu d'un nouvel éclairage, lui permettant d'être plus visible du public parisien. Un peu plus loin dans la cour, j'aperçois Jean Camus en train de pousser le fauteuil de son épouse, Geneviève, lesté d'une bouteille d'oxygène. Jean et Geneviève Camus formaient, à ce moment là, le seul couple des Invalides, un couple extraordinairement touchant. Jean a 103 ans. Né en 1916 dans le 12e arrondissement de Paris, il a grandi « dans la cave, puisque la Grosse Bertha, à cette époque, donnait de la voix ». Lorsqu'ils se sont rencontrés, Geneviève travaillait pour les Nations unies, à Beyrouth. « Nous nous sommes mariés et nous avons eu deux garçons. » Jean Camus se confie sous l'auvent installé devant l'entrée de l'aile Robert-de-Cotte. Des bancs sont là pour accueillir les pensionnaires, même si, bien souvent, des touristes en goguette, peu attentifs aux panneaux « Hôpital », y font une petite halte. Une aide-soignante se charge de remonter Geneviève dans sa chambre (mais, à l'extérieur, lorsque le temps le permet, Jean met un point d'honneur à pousser le fauteuil de sa femme seul). Tous deux ont été résistants pendant la Seconde Guerre mondiale, mais Jean ne parle que de son épouse. « Ce n'est pas croyable ce qu'elle a fait ! » Geneviève faisait partie du réseau Bourgogne, chargé de faire passer en Espagne les aviateurs alliés dont l'avion avait été abattu en France et quelques évadés français. Il fallait ensuite compter sept à huit semaines avant qu'ils puissent rejoindre l'Angleterre par Gibraltar. Quatre-vingt-quinze pour cent des aviateurs alliés réussiront à rallier l'Angleterre, malgré la traque des occupants et de leurs séides. « Tous les huit jours, ma femme allait aux puces afin de trouver des vêtements pour habiller ces aviateurs anglais. Elle ne s'est jamais arrêtée. Elle était là au moment de la libération de Paris. Je l'admire tellement ! » Jean est désormais le doyen des Invalides.

Ce titre fut longtemps détenu par Georges Zwang, né du côté de la butte Montmartre et décédé le 4 septembre 2018, à l'âge de 103 ans. Son cercueil, recouvert d'un drapeau tricolore, ainsi que le veut la tradition, sera porté par des soldats d'un détachement d'honneur et déposé à même le sol, dans le chœur de Saint-Louis des Invalides. Le gouverneur prononcera ensuite son éloge funèbre, en présence de tous ses proches, des pensionnaires, de nombreuses autorités militaires, de quelques bérets verts et d'élèves de l'École des fusiliers marins de Lorient, où il était encore très connu.

Surnommé « l'Amiral », l'ancien premier-maître manœuvrier nous avait reçus dans sa chambre en chemise blanche et bretelles, encore alerte en dépit de son grand âge, nous faisant clairement comprendre qu'il nous accordait là un privilège. Nous l'en avions remercié, tout en prenant le temps de regarder son royaume : sur le réfrigérateur, la maquette d'un petit chalutier immatriculé à Groix. Au mur, l'appel du général de Gaulle, la Déclaration des droits de l'homme, quelques photos de famille, et un tableau arborant ses médailles. Il faut dire que Georges Zwang était un personnage : médaillé militaire, titulaire de la croix de guerre 1939-1945 avec palme, de la croix du combattant volontaire de la Résistance, de la médaille commémorative des services volontaires dans la France libre, mais également commandeur de la Légion d'honneur. « À 12 ans, j'ai réussi à convaincre mes parents de me laisser partir à la pêche au thon sur un chalutier baptisé *Émile Henry*. Nous étions six. On partait trois semaines, le temps d'attraper le plus de poissons possible. Nous descendions jusqu'aux îles Canaries. Le thon se conserve très bien tout seul – à l'époque, nous n'avions pas de frigo –, pendu par la queue. Ensuite, on les vendait à Concarneau, à Étel, ou sur l'île de Groix... Moi, j'étais le bleu, le mousse. J'étais bien traité. Je dormais dans la cale, sur une paillasse, et, le matin, à 4 heures : "Allez, le mousse, fais le café !" » Une vie rude donc, qui semble ne pas effrayer le petit Parisien pressé de devenir un homme. Le 1er août 1934, en quête de bourlingue et d'horizons lointains, Georges s'engage pour une durée de trois ans dans la marine nationale. Il a alors 19 ans. Après avoir suivi une formation de manœuvrier, et parachevé son éducation religieuse auprès des pasteurs de Brest et de Cherbourg, il embarque sur le *Gladiateur*, puis sur le *Béarn*, et mène une vie d'aventure qui le conduit jusqu'en Asie. Revenu à la vie civile à l'issue de son engagement, il est mobilisé le 28 août 1939. « Profondément meurtri par la défaite de juin 1940 et souhaitant ardemment continuer le combat contre les Allemands », explique le général Ract-Madoux – alors gouverneur des Invalides – à l'occasion du centenaire de Georges en mai 2015, « vous gagnez la Grande-Bretagne et rejoignez les commandos de la Royal Navy, le 3 juillet 1940. Vous participez alors comme quartier-maître manœuvrier aux campagnes de Crête et de Grèce, où vous faites preuve de beaucoup de courage. »

Voilà pourquoi « l'Amiral » nous avait accueillis en s'accusant – de façon un peu théâtrale – « d'avoir trahi ». « Moi, je voulais sauver la France, quitte à continuer la guerre avec les Anglais. Une fois l'armistice signé, on m'a dit : "La guerre est finie. Vous allez pouvoir rentrer en France et retrouver votre famille." Mais qu'est-ce que c'était que ce cirque ? Les Allemands étaient sur notre sol, il était hors de question que je rentre chez moi ! » Georges Zwang embarque alors – dans des conditions tout à fait rocambolesques – à Cherbourg, sur un chalutier transformé en dragueur de mines. « Une fois à Portsmouth, je me suis retrouvé devant la porte du dépôt de la Royal Navy. Là, j'ai été conduit auprès du commandant de la base. On était en juillet 1940. Le commodore parlait parfaitement notre langue. "Vous n'êtes pas discipliné, monsieur Zwang ! Et vous voulez entrer dans la Royal Navy ?" Je me suis fait engueuler ! J'ai alors expliqué que je voulais continuer la guerre. Deux jours après, je suis revenu. C'est comme cela que j'ai trahi la France : je suis passé du côté des Anglais. » Petit rappel : du 3 au 6 juillet 1940, une semaine avant la remise des pleins pouvoirs au maréchal Pétain, la marine britannique avait tiré sur la flotte française à Mers el-Kébir, faisant 1 297 morts et 350 blessés.

La Royal Navy accepte de l'intégrer et le nomme *petty officer*, l'équivalent de « maître » dans la marine française. S'ensuit une mission de dix-sept mois sous l'uniforme de

Sa Majesté, mois au cours desquels il se porte volontaire pour intégrer les commandos de la Royal Navy, basés en Écosse. Puis, le 10 novembre 1941, il rejoint les Forces navales françaises libres (FNFL). « Au départ, on m'a un peu fait la gueule, mais j'ai fait mon boulot. » Après plusieurs embarquements successifs et de nombreuses missions opérationnelles, il est affecté, en février 1944, au 1er régiment de fusiliers marins. Une prestigieuse unité de la 1re division française libre, qui participera à la campagne d'Italie, puis au débarquement de Provence, au cours duquel Georges sera grièvement blessé, dans la nuit du 22 août 1944, près de Toulon. Démobilisé en 1945, il rempile pour l'Indochine de 1951 à 1952, puis pour l'Algérie en 1956. De retour à la vie civile, ce père de cinq enfants trouve un emploi à l'Institut de France, en tant que chauffeur du secrétaire perpétuel de l'Académie des beaux-arts, et goûte enfin à une vie paisible.

Au cours de notre entretien, nous avions pu constater que Georges n'avait rien oublié de son passage au « paradis d'Achnacarry », au pied du mont Ben Nevis : le Saint des saints, La Mecque des commandos. Un manoir écossais sans prétention, au confort sommaire – pierre nue, plancher brut et 2000 hectares de landes –, appartenant au chef du clan des Cameron, ainsi qu'en témoignent encore les armes apposées sur le portail de la propriété. C'est sur ces terres, à l'époque seulement habitées par quelques bergers, le vent du nord et beaucoup de pluie, que les Britanniques créèrent l'école qui forma, en 1942, les fameux 177 du commando Kieffer, seul bataillon français à débarquer le 6 juin 1944 (une autre unité française constituée par les parachutistes du capitaine Bergé s'entraîna à Achnacarry avant de sauter sur la Normandie pour préparer le *D-Day*). C'est aujourd'hui devenu un coquet lodge de pêche pour amateurs de truites et de brochets, nombreux dans les eaux du loch Arkaig situé tout près. La charmante dame qui le dirige a grandi sur place. Elle se souvient encore très bien de « ces hommes étranges qui s'entraînaient par tous les temps dans les bois, descendaient en rappel du donjon, et qui, un jour, avaient même mis le feu au château ». *By Jove!*

21

LE CERCLE DES ATHLÈTES MOTIVÉS

Alors que je fais le tour de ma chambre, François Gabart, lui, termine son tour du monde en 42 jours, 16 heures et 40 minutes. Nous sommes le 17 décembre 2017. Magnifiques, ce visage creusé par les tourments de la mer et ce regard propre aux marins lorsqu'ils rentrent au port après avoir vérifié la rotondité de la Terre. Il revient du Grand Sud, « seul endroit au monde où la houle fait le tour de la planète », m'avait appris, au cours de l'une de nos pérégrinations, Florence Arthaud. Elle et moi avons fait de nombreux reportages ensemble, et je me souviens d'avoir dévoré, allongée sur ma bannette – tandis qu'elle barrait sereinement, clope au bec, dans le canal de Beagle –, quelques vieux livres de la collection « Mer » des éditions Arthaud : l'extraordinaire épopée de Beryl et Miles Smeeton, qui ont sanci deux fois au cap Horn ; la ruse de Slocum, semant des clous de tapissier sur le pont du *Spray* afin de ne pas être dévalisé nuitamment ; *La Longue Route* de Bernard Moitessier, évidemment... Je pense souvent à Florence car, alors âgée de 17 ans, elle avait subi un grave accident de voiture et passé un an à l'hôpital de Garches. Elle m'avait souvent parlé des jeunes rencontrés là-bas, surtout de ceux qui resteraient handicapés à vie. Leurs confidences l'avaient profondément marquée. Elle m'avait également fait part de l'annonce des médecins à ses parents : « Après le grave traumatisme crânien qu'a subi votre fille, il ne faut surtout pas la contrarier. » Une sentence dont elle avait bien su profiter, en partant barouder avec son frère Jean-Marie dans le Hoggar, puis en se lançant l'année suivante, à 18 ans, dans sa première transat : elle débarquera à Newport en 1976, au soir de la victoire de Tabarly dans la Transat anglaise. Cherchant alors à rentrer en France, le skipper Jean-Claude Parisis s'approche d'elle et lui demande : « Mademoiselle, voulez-vous traverser l'Atlantique avec moi ? » Le début d'une grande aventure.

Je sais qu'elle se serait sentie parfaitement à l'aise là où je me trouve : beaucoup des anonymes qui travaillent sur les mêmes tables de kiné que moi ou au Cercle sont de grands sportifs. Stéphane Denoyelle est un civil devenu maître de salle au CSINI (Cercle sportif de l'Institution nationale des Invalides), après le départ à la retraite du major Pascal Godet, officier des sports et maître d'armes militaire. Stéphane est lui aussi maître d'armes, un titre qui existait déjà au XIIIe siècle. L'enseignement de l'escrime sera longtemps réservé aux aristocrates et aux militaires ; aujourd'hui, l'expression « maître d'armes » désigne plutôt un éducateur sportif diplômé, enseignant l'escrime sportive ou l'escrime artistique. Comme ses autres collègues du CSINI, Stéphane Denoyelle fait partie de ceux qui connaissent le mieux les pensionnaires, leur humeur, leur moral. Pour ces derniers, il est toujours réconfortant d'apercevoir, tout au bout du long couloir longeant la salle à manger de Galbert, la porte du Cercle grande ouverte et la lumière allumée : là-bas, il y a de la vie, de l'animation et des gens profondément bienveillants, qui savent écouter, occuper et faire parler. Stéphane, à l'instar de Laurent au Foyer, est sans doute l'un de ceux qui en savent le plus long sur les joies, les peines ou les histoires de cœur des uns et des autres (de ce point de vue, l'INI est une communauté comme les autres), et ce, sans jamais rien dévoiler.

Un soir, je croise Xinhua (mais ici, tout le monde l'appelle Melody) : elle cherche à partager ses *mooncakes*, qui lui ont été offerts à l'occasion de la Fête de la mi-automne, l'un des événements les plus importants du calendrier chinois. Cette fête a lieu au moment où la lune est la plus ronde et la plus lumineuse de l'année, symbolisant ainsi l'unité familiale, donnée essentielle du confucianisme. Mais les *mooncakes* – que je connais fort bien, pour avoir passé trois ans à Singapour – sont des gâteaux aussi jolis que roboratifs... Très denses, ils peuvent être garnis de divers ingrédients, selon l'inspiration de celui qui les fabrique : œuf de cane salé, pâte de haricots rouges, de dattes ou de durian, porc haché...

Je gagne un peu de temps en l'accompagnant au CSINI, qu'elle fréquente régulièrement en plus de ses heures de kiné. Ce soir-là, on fête l'anniversaire de Stéphane. Il fait déjà nuit. Nous passons par l'extérieur : à cette heure-ci, seul le gymnase est encore éclairé. Hormis quelques rares personnes hospitalisées ici, je ne reconnais personne. En effet, la salle est pleine de jeunes venant de l'extérieur, jeunes dont je n'ai jamais entendu parler et qui, pour beaucoup, ont un palmarès de premier ordre. Autour des chips, du jus d'orange et d'un peu de champagne, l'ambiance est extrêmement chaleureuse : visiblement, tous ont partagé ensemble bien plus que de la sueur. Certains handicaps sont évidents, d'autres beaucoup moins. On sent un véritable esprit de famille, une infinie humanité.

Cette salle de gym donne sur les jardins et se trouve tout au bout de l'aile Robert-de-Cotte. Durant la journée, on peut y côtoyer des pensionnaires de 27 ans (Manoj Shrestha) ou de 103 ans (Jean Camus), des militaires de l'opération Sentinelle, venus s'entraîner entre deux rondes, et beaucoup de sportifs hors INI. « Tous les handicapés peuvent venir faire du sport chez nous, explique Stéphane Denoyelle. Cela ne se sait pas beaucoup mais, avec 450 adhérents, nous sommes le plus grand club handisport de France. » Il suffit de jeter un œil au mur et à l'impressionnant tableau des médailles gagnées aux Jeux paralympiques pour comprendre que l'on ne se trouve pas dans un lieu tout à fait ordinaire. « Au CSINI, on a toujours eu un esprit pionnier. Une kyrielle de champions sont passés par ici. À une époque, on aurait pu aligner toute l'équipe de France d'haltérophilie, de tennis de table et d'escrime ! Heureusement, ce n'est plus le cas aujourd'hui, car des équipements se sont développés dans les régions et dans les villes pour les athlètes handicapés. » Cela étant dit, l'escrime handisport reste, en France, le domaine de prédilection du CSINI. Et pour cause : la discipline y a vu le jour.

Tout commence au moment de la guerre d'Algérie. « Le médecin inspecteur général de l'époque se trouve soudainement confronté à un grand nombre de militaires blessés, et se demande ce qu'il va bien pouvoir faire avec eux, explique Stéphane. Il entend alors parler de sir Ludwig Guttmann, un neurochirurgien expatrié en

Grande-Bretagne. Ce dernier, en plus de la kinésithérapie, prescrit du sport – dans une optique de rééducation fonctionnelle et de resocialisation – à tous les soldats blessés de la Royal Air Force. »

Dès 1958, un maître d'éducation physique et sportive de l'Institut national des sports est donc détaché aux Invalides, afin de proposer des « exercices rééducatifs à base sportive » aux blessés. Grâce à l'énergie de ce maître d'éducation physique, les activités mises en place se développent rapidement, tout en contribuant efficacement à la réadaptation et à la réinsertion des personnes handicapées. Le 10 octobre 1966 est officiellement créé, sous la forme d'une association loi 1901, le Cercle sportif de l'Institution nationale des Invalides. Il se situait alors dans la salle des Rencontres, près de la salle à manger. « Très vite, ces blessés militaires ont voulu faire de la compétition et s'intégrer dans le monde valide. Par conséquent, dès 1968, les statuts ont été modifiés pour ouvrir le Cercle à toute personne en situation de handicap, militaire ou civile. » Aujourd'hui, le CSINI est, dans son domaine, l'une des associations les plus importantes de France, tant par le nombre d'adhérents que par la qualité des résultats obtenus à l'occasion des Jeux paralympiques, des championnats du monde, des championnats d'Europe, ou encore des championnats de France. Quant à Stéphane, notre féru d'histoire, il continue de lire tous les ouvrages rédigés par ceux ayant un jour poussé les portes de sa salle, et garde le souvenir des personnages hors du commun qu'il a pu rencontrer.

Parmi eux, citons le père Casta, merveilleux pensionnaire décédé en 2011. Résistant, puis grande figure des aumôniers parachutistes, il était tout à la fois « homme de

Dieu et homme de guerre[1] ». Il reçut en 2004 la grand-croix de la Légion d'honneur. Un jour, alors qu'il célébrait la messe, son portable se mit à sonner au moment de l'élévation : très sourd, le vieux soldat ne s'en aperçut pas et poursuivit comme si de rien n'était, la sonnerie interminable en guise d'accompagnement !

Pieusement conservé, son rosaire se trouve aujourd'hui entre les murs de Saint-Louis des Invalides.

1. Père François Casta, *Homme de Dieu, homme de guerre*, L'Esprit du Livre, 2009.

22

« TOUS LES CHAMPS DE BATAILLE »

À l'INI, les bruits du monde nous arrivent très assourdis, comme tenus à distance respectable par les vieux murs qui nous protègent. Les gesticulations calculées de Kim Jong-un, la crémation du roi de Thaïlande Rama IX, la mort de Charles Manson, ou encore le départ de Mugabe : tout fait pschitt… Les seuls journaux à notre disposition (il n'y en a pas en vente) ont bien souvent largement dépassé la date de péremption. Bien sûr, il y a la télévision – souvent défaillante, ce qui ne manque pas de faire râler les hospitalisés –, mais l'agitation qui nourrit les chaînes d'info en continu semble totalement déplacée dans cette enceinte privilégiant le temps long. Chacun, lorsqu'il arrive, dûment nanti de son petit bracelet d'identité, cherche d'abord, comme dans n'importe quel autre hôpital, à remonter la pente. Les antidouleurs qui font un peu flotter, les séances de soins plus ou moins fatigantes, bref, les circonstances font que notre actualité n'est plus vraiment au diapason de celle du monde. Seuls quelques événements seront largement commentés au Foyer, parmi lesquels les frappes de l'armée française au Mali et au Moyen-Orient, frappes susceptibles de faire de nouveaux blessés de guerre et, par conséquent, de nouveaux camarades d'infortune, ici, aux Invalides. On évoquera aussi beaucoup les cinq semaines du procès d'Abdelkader Merah. Tout le monde à l'INI aura en effet une pensée pour Loïc Liber et ses parents, obligés d'endurer cette nouvelle épreuve.

L'actualité qui rythme plus sûrement le calendrier des Invalides est celle des commémorations. Ravivage de la flamme, anniversaire de la libération de Paris, ou encore 14 Juillet : à chacun de ces événements, l'Institution se rappelle au bon souvenir de l'histoire (à moins que ce ne soit l'inverse), et la garde à l'étendard des Invalides est de sortie. Les Invalides sont en effet dotés d'un insigne de tradition et d'un étendard portant dans ses plis l'inscription « Tous les champs de bataille ». « Les honneurs lui sont rendus dans les mêmes conditions que pour les emblèmes des corps de troupe », rappelle le site de l'INI. Nous en avons eu la confirmation à l'issue du dernier défilé du 14 juillet (2019). Une garde, composée de pensionnaires – hommes et femmes – désignés par le gouverneur, lui est affectée. Chaque sortie est une expédition pour ces « vieux de la vieille », expression qui désignait, sous Napoléon, les retraités de la vieille garde impériale. Les estafettes, spécialement aménagées pour accueillir les fauteuils roulants, arrivent le plus souvent trois heures à l'avance dans la cour des Invalides. Pendant ce temps-là, chaque membre de la garde a pris soin, souvent avec l'aide d'un membre du personnel, de revêtir son uniforme et de remettre la main sur ses diverses décorations, son couvre-chef ou son baudrier porte-drapeau. Il faudra ensuite se rendre sur les lieux, prendre ses marques au soleil ou sous la pluie, et attendre. Attendre encore, attendre longtemps : tel est le prix de l'honneur et de la fidélité.

« Cristiani, sans "h" ! » Nous poussons la porte de la chambre K03, couloir Desgenettes. La voix est douce, mais ferme, la main noueuse, l'œil rieur, et la moustache blanche bien fournie, à la manière des grognards. Jacques-Dominique Cristiani, dit « Doumé », commandeur de la Légion d'honneur, croix de guerre 1939-1945, médaille de la Résistance française, ancien de la Résistance intérieure, a longtemps été le porte-drapeau de la garde des Invalides et de la médaille de la Résistance française.

Il est malheureusement décédé à l'âge de 95 ans, la veille de Noël 2017. Mais, durant tout mon séjour, j'aurai la chance de côtoyer sa silhouette reconnaissable entre toutes, de déjeuner près de lui, et d'assister à quelques-uns de ses fréquents emportements. Dans la chambre – en pagaille, ce qui est rare aux Invalides – de celui qui porte en permanence autour du cou le passe magnétique lui permettant d'accéder à sa tanière et un téléphone portable, une grande carte de la Corse en relief (le berceau de la famille est à Corte), un christ en pierre très ancien, un poster du *Belém*, et des photos prises lors de la remise de sa cravate de commandeur de la Légion d'honneur. Dans un coin, le drapeau tricolore frangé d'or des médaillés de la Résistance, portant au revers la devise *Patria non immemor* (« La patrie n'oublie pas »). « Doumé », lorsque nous nous rencontrons, vient de faire connaissance avec le tout nouveau président de la République. « J'ai eu un contact sympathique avec lui, et une bonne poignée de main, une poignée de main sérieuse. Pas comme avec Nicolas Sarkozy, qui vous serrait la main en regardant à l'opposé... Dans ces cas-là, moi, je serre à fond», confie-t-il en riant, heureux d'avoir pu garder sa poigne de jeune homme. Retrouvant, quelques semaines plus tard, le président Macron au cours d'une cérémonie se tenant à l'Élysée, Jacques-Dominique Cristiani lui remettra, en guise d'hommage, sa médaille de la Résistance – ruban rouge et noir –, la plantant presque dans la paume de sa main... Un geste que le président n'oubliera certainement pas... «Je viens d'une grande famille de militaires : sur un siècle, on dénombre 24 Légions d'honneur ! »

Au cours de la guerre, «Doumé» a tenté à deux reprises de rejoindre la France libre, sans succès. «Pendant deux ans, on a bricolé. Il n'y avait pas d'organisation assez sérieuse pour s'opposer aux Allemands. On faisait vraiment avec les moyens du bord. Il faudra attendre 1942 et l'envoi par le général de Gaulle de gens solides.» Arrêté une première fois en juillet 1942 à bord du *Sainte-Gisèle*, un bateau grâce auquel il pensait pouvoir rejoindre les FFL, Jacques-Dominique Cristiani est condamné à neuf mois de prison et incarcéré à Saint-Paul-d'Eyjeaux, puis libéré à l'issue de sa peine. En septembre 1943, il rejoint Bordeaux et le réseau Navarre, qui sera décimé l'année suivante à la suite de l'arrestation des principaux cadres. Lui aussi arrêté par la Gestapo, il parviendra à fausser compagnie à ses geôliers. «Entre 1941 et 1945, pas une fois je n'ai été torturé ou blessé. Je me suis toujours sorti des coups tordus ! Quand je faisais le trajet Angoulême-Paris (et inversement) à vélo, c'était extrêmement dangereux, mais le renseignement fonctionnait plutôt bien. Et puis j'ai eu de la chance ! Une fois, à Poitiers, j'ai dû m'enfuir par les toits. À l'époque, je m'appelais André Delétang. Je me souviens aussi d'une journée qui aurait pu mal tourner. C'était le 25 août 1944, au Mans. En sortant d'un blockhaus situé près de la gare, je suis tombé sur un side-car conduit par un Allemand.

Nous nous sommes regardés dans le blanc des yeux, et il a filé. C'est ce qui s'appelle la baraka ! »

« Doumé » Cristiani repose désormais au caveau de l'ordre de la Libération, au cimetière du Père-Lachaise.

Le nouveau porte-drapeau de la garde à l'étendard se nomme Georges Lesur et est âgé de 92 ans. Voisin direct de mon père à Robert-de-Cotte, il fut le premier pensionnaire à l'accueillir et à lui souhaiter d'être aussi heureux aux Invalides qu'il l'était lui-même. Toujours d'humeur égale, toujours souriant, une carrure solide en dépit d'une jambe grièvement blessée, Georges ne se départ jamais de sa modestie, qualité loin d'être la plus courante à l'ombre de l'Empereur.

Né en 1927, il distribue des tracts pendant la guerre, puis s'engage dans la Résistance de la libération de Paris. On sait, depuis Rimbaud, que l'on n'est pas sérieux quand on a 17 ans... Mais on peut être courageux. Apprenti serrurier, ce vrai titi parisien déserte l'atelier, ce qui lui vaut des ennuis avec son contremaître et sa maman (Georges a perdu son père à l'âge de 10 ans) : « Mais on s'amusait bien plus sur les barricades ! On respirait enfin ! Beaucoup de mes camarades voulaient s'engager militairement, afin de prendre leur part du gâteau et de profiter de la victoire. Nous avions un certain esprit de revanche... Il faut dire que, depuis nos 15 ans, nous subissions l'Occupation. Le manque de liberté était oppressant. Et puis on crevait de faim. On n'avait jamais réussi à s'habituer aux drapeaux allemands flottant dans les rues de Paris. Pas mal de mes copains un peu plus âgés étaient déjà dans la clandestinité ; certains ont même été déportés. »

À la libération de Paris, en août 1944, le général Leclerc installe le poste de commandement de la 2e DB au quartier Gramont, à Saint-Germain-en-Laye. « Il y avait des lycéens en prépa à Janson-de-Sailly qui voulaient faire Saint-Cyr. J'habitais dans le 15e arrondissement, ils étaient dans le 16e, seule la Seine nous séparait. On s'est regroupés, on a trouvé quelques officiers de réserve plus ou moins clandestins, et on a décidé de former un bataillon. Nous étions plus de 500 ! Leclerc ne pouvait pas tous nous prendre, et il n'y avait rien d'autre, si ce n'est les FTPF – Francs-tireurs et partisans français – de Rol-Tanguy. Or il était pour nous inenvisageable d'intégrer une organisation communiste. On était de l'autre bord ! Moi, j'étais scout et catholique pratiquant. Alors, on a organisé notre évasion. » Le bataillon décide alors de rejoindre clandestinement la 1re armée française du général de Lattre de Tassigny à Dijon. « En septembre 1944, on a quitté Paris de nuit, à bord de camions à gazogène. Le général a été plutôt surpris de nous voir arriver ! Il nous a dit : "Si demain matin je vous trouve sur le quai bien alignés et disciplinés, je vous prends." Et, le lendemain, il a pris 500 bons à rien ! » Georges et ses camarades passeront à la postérité sous le nom de « 2e bataillon de choc » ou « bataillon Janson-de-Sailly », une unité de l'armée de terre française officiellement créée en août 1944 par le commandant Guy de Gayardon de Fenoyl. Après avoir rejoint le général de Lattre de Tassigny, ils partent compléter leur instruction dans un camp militaire tout juste abandonné par les Allemands, à Valdahon, près de Besançon. « Nous n'avions que très peu d'instruction militaire, alors le général nous en a fait baver. Il a fait venir quelques dizaines d'instructeurs sous-officiers de la 1re armée extrêmement aguerris, et, en quelques semaines, en misant sur notre bonne volonté et notre désir de servir, a fait de nous un bataillon opérationnel. » Pour leur baptême du feu le 22 novembre 1944, on les envoie, avec les commandos de France, à Masevaux, près de Mulhouse. Ils subissent alors leurs premières pertes. « On a libéré Masevaux, puis on a continué. Moi, j'ai été blessé au col du Hundsruck, dans le massif des Vosges. J'étais fantassin. Lors d'une patrouille, sur un piton situé à 700 mètres d'altitude, mes deux camarades et moi-même sommes tombés sur un fusil-mitrailleur bien planqué. Il y avait encore pas mal de SS dans cette région. J'ai été touché par deux balles : la première s'est fichée entre le fémur et l'artère fémorale, mais n'a pas fait trop de dégâts, l'autre a fait exploser mon genou et a cassé le condyle. J'ai été évacué à dos d'homme. Entre-temps, l'un de mes compagnons est mort d'une hémorragie. On m'a soigné dans un hôpital de campagne, et ce fut la fin de ma brève carrière militaire... Mais j'ai tout de même eu le temps d'obtenir la croix de guerre ! » À l'hôpital, Georges a la chance de rencontrer une infirmière expérimentée qui s'inquiète de la tournure que prend sa blessure : « Je marchais très mal... Il me manquait un gros morceau d'os dans le genou, mais comme j'étais jeune, j'arrivais à compenser. Et puis j'ai eu une infection, et l'infirmière m'a conseillé d'aller voir le professeur Merle d'Aubigné, pionnier de la chirurgie orthopédique en France. Quelques jours plus tard, j'ai été transféré au Val-de-Grâce. Les locaux avaient été saccagés par les Allemands. Nous étions à l'étage, une salle avec 90 blessés sur trois rangées. Le toubib faisait la visite en moins d'un quart d'heure. Il y avait toutes sortes d'estropiés... Et là, arrivé à ma hauteur, il me dit qu'il veut me couper la jambe ! J'ai foutu le camp. J'ai posé une permission, mais je ne suis jamais revenu. Et je suis allé voir Merle d'Aubigné. »

Le futur créateur du service de chirurgie orthopédique de l'hôpital Cochin était alors résistant et opérait dans la clandestinité, là où il le pouvait. Il décide de greffer le jeune

Georges Lesur, en se servant notamment de sa rotule pour reconstituer le genou. Une première. L'opération a lieu dans un petit hôpital réquisitionné, près de Montparnasse. « Pendant au moins trente ans, j'ai marché comme un zèbre. Je courais mal, mais je n'y pensais plus ! À l'époque de mon opération, ni mes copains militaires estropiés ni moi n'avions entendu parler des Invalides. On ne savait même pas que le bâtiment abritait un hôpital ! »

Georges mène ensuite, selon ses propres mots, « une vie heureuse ». Il fait carrière dans les services techniques de la marine, puis au bureau d'études d'Hispano-Suiza, avant de prendre sa retraite. La perte de son épouse quelques années plus tard sera très difficile à vivre : « Elle s'est éteinte doucement à la maison. La mort de ma femme m'a vraiment remué. Rendez-vous compte : on a fait équipe pendant presque soixante ans ! Soixante ans de bonheur et quatre enfants. » Un copain du bataillon lui parle alors des Invalides : le général Cuche l'y accueille en juin 2014. « Je m'y suis tout de suite senti bien, en famille. Et puis j'adore ma chambre. Ma fenêtre donne sur la place Vauban ; elle reste toujours ouverte. »

Devant nous, sur la cheminée, des photos de ses enfants, une autre de mère Teresa, et un portrait de son épouse, Yvonne, sa chère « Vonnette, l'aînée d'une famille de dix ».

23

« SURTOUT, NE CHANGEZ RIEN ! »

Simone Veil habitait place Vauban, juste en face des Invalides. Elle n'avait donc que l'avenue à traverser pour aller rendre visite aux anciens déportés pensionnaires (ce qu'elle ne manquera d'ailleurs pas de faire, du moins tant que sa santé le lui permettra). Ils sont encore huit à résider au sein de l'Institution, tous très âgés bien sûr, mais entourés et fêtés à chacun de leurs anniversaires. Aux Invalides, ils bénéficient du même statut que les anciens combattants : ils peuvent, s'ils le désirent, s'y faire soigner et y vivre jusqu'à la fin de leur vie.

L'un des plus joyeux fut longtemps Addy, qui collectionnait tout ce qui avait trait aux éléphants, qui aimait la danse, les jeux de société, les livres de science-fiction, la bande dessinée, et qui remplissait son petit réfrigérateur de tarama, de chocolat et de vodka. Il avait, avant d'intégrer les Invalides en février 2017 – alors veuf – et d'y finir ses jours paisiblement, vécu des jours heureux aux côtés de son épouse, Ida, et de leurs trois enfants pendant près de soixante-cinq ans.

Une famille pauvre d'origine juive ayant fui la région de Gdańsk, en Pologne, une enfance de titi parisien élevé à la dure par un père autoritaire... «Je me suis fait tout seul... On se battait comme des chiffonniers dans les rues du 20e arrondissement!» Né en 1926, il est en train d'apprendre le métier de tailleur lorsque la guerre éclate. Le 21 septembre 1942, Addy est déporté par le convoi 35. Sa cousine et les deux filles de celle-ci sont avec lui. Elles seront tout de suite gazées. Sur le millier de déportés composant ce convoi, seuls 85 survivront. À Kosel (avant l'arrivée à Auschwitz), Addy est sélectionné, avec d'autres, pour intégrer le camp de Blechhammer. Là-bas, il trouve des gens qui lui apportent leur aide. C'est sans doute grâce à eux qu'il tiendra. Après avoir survécu aux marches de la mort et aux différents camps, Addy est libéré par les Américains le 21 avril 1945. Il pèse alors 35 kilos... Il gardera d'ailleurs toute sa vie, comme pour témoigner, une silhouette d'une extrême minceur, alliée à une impérieuse fureur de vivre.

Tout près de lui, dans ce couloir Toulouse décidément très éclectique, vit un ancien compositeur, musicien et directeur de théâtre, notamment célèbre pour avoir créé les musiques du feuilleton radiophonique consacré aux aventures de Tintin. Vincent Vial est reconnaissable à sa voix douce et à son phrasé un peu ralenti par le grand âge, qui n'a en rien entamé son extraordinaire mémoire. Encore capable à 96 ans de déclamer, en présence de l'épouse du gouverneur, des vers de Racine ou de Molière, il garde un souvenir enchanté du Saint-Germain-des-Prés des années 1950, où il côtoyait les artistes de l'époque et travaillait dans les mêmes studios que Léo Ferré,

Catherine Sauvage, ou encore Pierre Dac, du côté du métro Mabillon... Beaucoup des saltimbanques qui appréciaient l'ami et ses qualités de musicien ignoraient qu'il avait également été résistant et déporté à Mauthausen, où il était resté près d'un an et demi. « Nous étions quatre sur des châlits. On a vu des choses horribles... Des copains sont morts dans nos bras... Ces souvenirs restent gravés à jamais. J'ai mis du temps à récupérer. Je suis rentré en mauvais état, mais j'ai pu reprendre le travail en 1951 ou 1952. » Vincent Vial avait rapporté du camp des problèmes pulmonaires, problèmes qui lui donneront toute sa vie le souffle court, mais qui ne l'empêcheront pas de faire de la musique. En 1958, il est choisi par la RTF (Radiodiffusion-télévision française) pour composer la musique du grand feuilleton de l'époque : *Tintin*. La réalisation et la diffusion se dérouleront sur trois ans. Au total, 14 aventures seront mises en ondes (en tout cas pour Vincent Vial, car d'autres adaptations se feront sans lui), avec une distribution de premier ordre : Jean Carmet et Jean Bellanger interprétaient les Dupondt, Jacques Dufilho, le professeur Tournesol, et Henri Virlogeux, le fakir ! Que des grands noms. « J'avais composé une musique originale pour chaque album. Nous avions établi des rubriques : course-poursuite, ambiance de campagne... On les ressortait en les adaptant au lieu dans lequel l'action se déroulait. Vous comprenez, une bagarre en Asie n'aura pas les mêmes sonorités qu'une bagarre en Afrique. Le flûtiau était parfait pour les Incas, le cymbalum convenait bien à l'Europe centrale, etc. » La compagnie de cet homme souriant et cultivé, qui n'aimait parler que de ses années heureuses, n'a décidément rien d'ennuyeux. De septembre 1959 à octobre 1961, les aventures de Tintin, mises en musique par Vincent Vial et réalisées par Jean-Jacques Vierne, passeront sur les ondes au rythme hebdomadaire de trois épisodes d'environ un quart d'heure. Un disque enregistré chez Philips recevra même le prix de l'académie Charles-Cros en 1962. L'éternelle jeunesse du petit reporter serait-elle contagieuse? En tout cas, à 90 ans, Vincent Vial se targuait encore de réussir à tenir, comme Tintin, la position du poirier.

Et puis il y a cette pensionnaire pour laquelle Simone Veil avait une affection toute particulière: toutes deux s'étaient rencontrées à Auschwitz. Une femme dotée d'un sacré caractère – comme beaucoup de survivants – et d'une forte propension à râler, notamment au sujet de la qualité des plats (œufs mayonnaise, couscous, bananes flambées...) servis aux Invalides. Mais également un cœur d'or, lorsqu'elle avait décidé d'accorder sa confiance. «Je suis la seule de ma famille à avoir été arrêtée. Pourtant, nous étions 11 enfants à la maison! Je sortais du collège, j'avais encore ma sacoche et mes crayons. Je venais de passer le brevet. On m'a d'abord emmenée à la prison de la Santé. Je me souviens que des rats énormes me grimpaient dessus. La pièce dans laquelle je me trouvais était grande et extrêmement sale. Il y avait trois autres jeunes filles, des prostituées. Moi, je ne savais même pas ce que c'était. L'une d'elles m'a demandé: "Tu fais quel quartier?" Et moi, j'ai répondu: "Le 18e." C'était l'arrondissement dans lequel j'habitais. Une fille est alors intervenue en disant à celle qui m'avait posé la question: "Mais tu ne vois pas que c'est une gosse!"»

Bien campée dans son fauteuil tourné face à la télévision, la porte toujours grande ouverte (elle ne supporte plus d'être enfermée), cette pensionnaire va me raconter l'une des plus émouvantes histoires d'amour qu'il m'ait été donné d'entendre. «J'ai passé deux ans et demi à Auschwitz et six mois au camp de Bergen-Belsen, que nous avons atteint après la fameuse "marche de la mort". Lorsque le camp a été libéré, nous avons pris l'avion jusqu'à Lyon, puis le train jusqu'à Paris. Je me souviens de notre entrée en gare d'Austerlitz : nous étions dépourvues de cheveux, sales, mais tellement impatientes ! Comme je ne suis pas grande, les copines m'ont poussée vers la fenêtre. On a eu du mal à l'ouvrir. On entendait les haut-parleurs dire : "Ne vous approchez pas des voitures ! Laissez passer les civières, des fauteuils vont arriver !" Moi, j'étais tout contre la fenêtre, je respirais l'air frais, l'air de Paris ! Et, soudain, un jeune homme sur le quai m'a tirée par les bras. La Croix-Rouge avait réquisitionné des étudiants pour venir nous aider. Ce jeune homme m'a donc fait sortir par la fenêtre, m'a posée au sol et m'a serrée dans ses bras. Nous pleurions tous les deux. Ensuite, il m'a embrassée. Pourtant, je n'étais pas bien belle à voir... Huit mois plus tard, nous étions mariés. Ce n'est pas beau, ça ? » Son regard malicieux s'embue et le silence envahit l'impeccable chambre. Une infinie tendresse passe sur son visage, très vite corrigée par une nouvelle espièglerie.

L'INI s'est habituée à ses critiques, mais aussi, depuis peu, à ses félicitations : « Les Invalides, c'est comme ça », me dit-elle en levant le pouce, alors qu'elle sort d'une mauvaise grippe. « Il n'y a pas mieux ! » Lorsque le directeur lui avait offert des fleurs à l'occasion de son anniversaire, « des orchidées mauves », se souvient-elle le regard brillant, il lui avait dit : « Surtout, ne changez rien, restez telle que vous êtes ! » Ce qu'elle avait reçu cinq sur cinq. « Moi, je n'ai peur de personne », reprend celle qui n'a pas oublié qu'elle a été « triée » à sa descente de train par Josef Mengele, vu par les déportés comme un « ange de la mort ». « Avec sa badine et ses gants blancs, il était beau, il avait la classe, l'ordure ! Aujourd'hui encore, quand j'entends parler allemand, j'ai des frissons. »

Il se fait tard. Mon mari et moi devons quitter cette pensionnaire attachante, qui agrémente son récit de phrases dignes d'un dialogue de film, mêlant un destin poignant à des répliques de Michel Audiard, mais nous promettons de revenir.

« Faites attention à vous. Vous voulez un bonbon ? Vous aimez ceux-là ? Alors, prenez la boîte. Au revoir, les enfants ! »

24

L'ARMÉE EN SON MUSÉE

« Louis XIV nous héberge et Napoléon nous nourrit », disait avec humour Jacques Perot, ancien directeur du musée de l'Armée. En effet, la renommée de l'Empereur est telle que beaucoup de visiteurs pensent que l'hôtel des Invalides a été bâti sur ses ordres. C'est donc souvent pour découvrir son énorme – et peu gracieux – tombeau en quartzite aventurine rouge (une couleur qui rappelle le porphyre, pierre associée à la pourpre des empereurs) qu'ils franchissent les grilles du site, avant de se laisser envoûter par les très riches collections du foisonnant et labyrinthique musée de l'Armée, sis aux Invalides. Il faut bien que le fait d'être en fauteuil roulant offre de menus avantages ; or pouvoir parcourir longtemps et visiter les musées sans se fatiguer en fait partie. Je commencerai bien sûr par le musée de l'Armée, avant d'élargir mon rayon d'action, accompagnée de mon mari et de mon fidèle destrier électrique. Nous nous rendrons donc au musée Rodin, à la cathédrale russe de la Sainte-Trinité, au musée d'Orsay, ou encore au musée du quai Branly. Ces visites me permettront d'expérimenter ce que mes nouveaux amis m'avaient raconté sans que je veuille le croire : huit fois sur dix, l'employé officiant derrière le guichet, lorsqu'il se retrouve face à deux visiteurs, l'un valide, l'autre en fauteuil, s'adresse à celui qui est campé sur ses deux jambes. Ses yeux glissent pudiquement sur vous, et seul le bipède debout à vos côtés a droit aux explications. Je découvre le quotidien des handicapés...

Au départ, nous voulions voir Vizir. Vizir, à la robe « fleur de pêcher presque blanche, à tous crins, légèrement truitée alezan »[I], l'une des montures de guerre les plus fameuses de Napoléon Ier, parmi les 130 chevaux personnels qu'il a pu épuiser au cours de ses campagnes. Vizir qui, de son vivant, a participé sous la selle de l'Empereur aux batailles d'Iéna et d'Eylau. Vizir qui sera le seul à bénéficier d'une naturalisation. Même passé à la postérité, le petit étalon arabe mesurant seulement 1,35 mètre au garrot connaîtra une vie mouvementée : vidé de sa paille, il traversera la Manche illégalement ; il ne retrouvera la France qu'en 1868, où il sera stocké dans un grenier du Louvre, puis oublié pendant trente ans... Par chance, Vizir, même pelé, poussiéreux et décoloré, portait toujours la marque des écuries impériales, un « N » couronné sur la cuisse postérieure gauche. En 2016, une opération de crowdfunding permettra de réunir, en quelques semaines, les 26 000 euros nécessaires à sa restauration et à l'installation de la vitrine étanche derrière laquelle il attend désormais ses admirateurs, le poil brillant. Nul besoin d'être « fana mili » pour tomber sous le charme de l'immense musée de l'Armée, créé en 1905. « Ils sont tous là, les gens d'armes et les chevaliers

I. Louis Gamichon, *Napoléon, la gazette de Sainte-Hélène*.

immobiles, roides [...] on a beau se dire que ces formes étincelantes ne contiennent plus rien [...] l'imagination excitée s'échauffe et travaille, et l'on s'étonne qu'un appel d'olifant bien sonné, éclatant tout à coup au milieu du silence, ne vienne pas mettre en mouvement toute cette armée morte[I] », s'enthousiasme déjà Théophile Gautier en 1857, après avoir visité le musée d'Artillerie, ancêtre de l'actuel musée de l'Armée.

La IIIe République établit en effet, au cœur de l'hôtel des Invalides, un grand ensemble patrimonial militaire, ensemble qui se constituera au début du XXe siècle en un musée qui ne cessera par la suite de se développer et d'accroître son emprise spatiale. « Aujourd'hui, le musée de l'Armée est responsable de 29 000 mètres carrés », explique son directeur, le général Alexandre d'Andoque de Sériège, nommé en août 2017. « Dans le Code de la défense, le décret concernant le musée de l'Armée mentionne que son directeur est également le gardien du tombeau de l'Empereur et des trophées de l'église des Soldats. » Voilà pourquoi, outre celle du musée, il a aussi la responsabilité de l'église Saint-Louis et du dôme, en plus de quelques salles situées sur la façade de l'esplanade : le Grand Salon, le bureau historique du gouverneur des Invalides, le corridor d'Ornano, les salons du Quesnoy, et enfin l'historial Charles-de-Gaulle. Jusqu'en 1951, le gouverneur des Invalides cumulait sa fonction avec celle de directeur du musée de l'Armée. Ensuite, ces responsabilités ont été séparées, et le musée a commencé son expansion, poussant au passage quelques voisins vers la sortie, comme le

I. Théophile Gautier, *Le Musée d'Artillerie*, 1857, cité dans *Les Invalides, l'État, la guerre, la mémoire*, de François Lagrange et Jean-Pierre Reverseau, Découvertes Gallimard, 2007.

Service de santé des armées, qui a déménagé au fort de Vincennes dans les années 1980.

Aujourd'hui, les Invalides forment une copropriété compliquée, et une constellation remplie d'étoiles de généraux : outre le musée de l'Armée, on y trouve en effet le musée de l'ordre de la Libération, qui dépend du général Christian Baptiste, le musée des Plans-reliefs, qui se trouve sous la responsabilité du ministère de la Culture, et la majestueuse cour d'honneur, qui « appartient » au gouverneur militaire de Paris, le général Bruno Le Ray, par ailleurs président du conseil d'administration du musée. Cette cour est l'espace le plus compliqué à gérer, car il est impossible d'anticiper les hommages susceptibles de s'y tenir : personnalités disparues, militaires tués en opération, pensionnaires de l'INI… « On ne peut pas faire n'importe quoi dans la cour d'honneur, explique le directeur du musée de l'Armée. Des événements tels que "La Nuit aux Invalides" ou "Opéra en plein air", cela va encore, mais nous devons veiller à ne pas dénaturer la beauté des lieux et des bâtiments autour. Le matériel (sonorisation, projecteurs, etc.) doit par conséquent pouvoir être escamoté rapidement en cas d'hommage inopiné. Or nous sommes extrêmement sollicités, surtout depuis l'annonce de la fermeture du Grand Palais, dont la verrière doit être rénovée à partir de 2020. »

J'ai donc eu la chance de visiter le musée à plusieurs reprises. Je suis très vite tombée sous le charme du vocabulaire : la targe, la rondache, la pertuisane des gardes de la manche (si proches du roi Louis XIV qu'ils touchaient sa manche), la bourguignotte, le morion, l'effrayant bacinet à bec de passereau, le broquel, le mézail… Il y a ensuite les trésors, parmi lesquels certaines armures particulièrement émouvantes : celle réalisée aux dimensions d'un enfant d'une dizaine d'années – véritable équipement guerrier de 20 kilos –, qui avait été offerte en 1611 au jeune Louis XIII par le prince Maurice de Nassau ; celle un peu voûtée du dauphin Henri d'Orléans, futur Henri III, qui devait parfaitement épouser la courbure dorsale de cet homme athlétique, mais quelque peu scoliosé ; ou encore l'armure de parade de François Ier, venant nous confirmer qu'il fut bien un grand roi (« Descendue de sa monture, l'armure laisse entrevoir la large carrure, les jambes interminables mais fort maigres du roi François, ainsi que son exceptionnelle stature, que l'on peut finalement situer entre 1,98 mètre et 2 mètres », expliquent les spécialistes du musée). Toutes les époques sont intéressantes, chaque salle abrite de véritables pépites. On n'oubliera pas la pourpre du manteau de velours semé d'abeilles d'or et l'épée – inspirée de « Joyeuse », l'épée légendaire de Charlemagne – de Napoléon Ier sur le trône, le chef-d'œuvre d'Ingres, pas plus que cette maquette de tranchée très réaliste, créée entre 1915 et 1918 par un officier français pendant sa captivité. Resteront également gravés dans nos mémoires une serrure du XVIe siècle et sa clef pistolet, magnifique travail d'orfèvre, l'étonnant fusil Lebel « coudé », modifié pour épouser le relief des tranchées, ou encore l'énorme rat piégé, invention ô combien ingénieuse des cerveaux fertiles du SOE, galvanisés par Churchill (« Mettez le feu à l'Europe ! »).

« En prenant mes fonctions, raconte le directeur du musée, j'ai découvert divers cabinets insolites, et notamment celui consacré aux modèles réduits de pièces d'artillerie, l'une des plus importantes collections de ce type au monde, avec un millier de pièces. J'ai été très intéressé par ces petits modèles retraçant toute l'histoire de l'artillerie, des sciences et des techniques. Offerts à Louis XIV ou aux dauphins, ils avaient un usage pédagogique. Ils montrent toute l'importance attribuée à la formation militaire des futurs souverains. Ce qui est exceptionnel, c'est que ces pièces aient traversé les siècles et résisté aux péripéties de l'histoire, comme les pillages de la Seconde Guerre mondiale. »

Chefs d'état-major, ministres ou chefs d'État étrangers sollicitent régulièrement le musée de l'Armée lors de leur venue à Paris. En l'espace de quelques mois, il a ainsi vu passer Donald Trump, Benyamin Netanyahou, ou encore le maréchal Sissi.

Le musée est si vaste que l'on peut le visiter plusieurs fois sans jamais voir les mêmes objets. On peut également choisir le thème de son parcours : Napoléon, la Seconde Guerre mondiale, les femmes, la jeunesse, etc. Le fonds possède 500 000 pièces – ce qui est énorme –, mais seule une petite partie est exposée. Le reste se trouve dans des réserves externalisées : « Nous possédons 60 000 photos, 6 000 emblèmes, 140 000 figurines... Donc nous faisons tourner les figurines en carton, ou encore les pièces textiles : c'est le seul moyen de les préserver. Cela motive aussi notre politique d'acquisition. Pour pouvoir exposer en permanence la tenue de cérémonie d'un maréchal, il faut en avoir au moins trois. C'est le rôle de la conservation, et plus particulièrement de la régie des œuvres. »

La politique d'acquisition vise à avoir en permanence, exposées, les pièces que l'on s'attend à trouver au sein d'un musée consacré à l'armée. Elle s'attache aussi à combler les lacunes : le musée a ainsi acquis récemment un portrait de Joachim Murat, réalisé par le baron Gérard. Ce tableau, qui appartenait à la famille Murat, a été déclaré « trésor national ». « Nous n'avions aucun portrait de Murat, et ce tableau est de très grande qualité. Le musée l'a donc acquis avec l'aide du ministère des Armées et du ministère de la Culture – au titre du Fonds du patrimoine –, il est ainsi rentré dans les collections, et il est maintenant exposé de façon permanente. Mais nous avons par exemple peu d'uniformes de la période de l'Ancien Régime, et ceux que l'on a sont fragiles. Le musée fera tout pour en acquérir, mais ce sont des pièces extrêmement rares et il ne s'en présente quasiment jamais sur le marché. Nous disposons d'un budget d'environ 200 000 euros par an pour les acquisitions, mais, si une pièce importante se présente, on peut mobiliser l'État, les mécènes, ou organiser parfois des opérations de crowdfunding (comme pour Vizir). »

Il existe d'autres belles collections à Madrid ou à Vienne, mais il s'agit essentiellement de collections dynastiques, rien ne regroupant toutes les époques, tous les genres, comme c'est le cas à Paris. Le musée de l'Armée est le musée d'histoire militaire le plus important d'Europe, et le sixième musée français en matière de fréquentation : le record remonte à 2014, avec 1,5 million de visiteurs. Un chiffre qui, à la suite des attentats, a baissé, mais remonte aujourd'hui doucement.

Aux Invalides, tout le monde garde en mémoire l'image de ce grand soldat, Yves de Daruvar, qui, tous les dimanches, jusqu'à la fin de ses jours ou presque et alors qu'il ne parlait quasiment plus, allait voir, avec ses proches, son *battle-dress* exposé dans la vitrine consacrée au fameux régiment de tirailleurs sénégalais du Tchad (RTST), au sein du musée de l'ordre de la Libération. Compagnon de la Libération et grand-croix de la Légion d'honneur, il n'était même pas français de naissance. Issu d'une vieille famille de la noblesse hongroise, il était né à Istanbul, d'une mère iranienne d'origine autrichienne et française, et d'un père ancien officier au sein de l'armée austro-hongroise. Son incroyable vie d'aventure et d'engagement lui vaudra de sévères blessures au visage et aux jambes, la reconnaissance du général Leclerc, l'amitié de Pierre Messmer, plusieurs titres épatants (comme secrétaire général de la Côte française des Somalis ou haut-commissaire de la République française aux Comores), et l'admiration de tous les membres de l'INI.

25

UNE SERBE DE CHOC

On est dimanche : pas de soins. Je traîne un peu dans ma chambre couleur lagon, je lis. Derrière le store, l'air froid de décembre a festonné chacun des carreaux de ma fenêtre d'une fine pellicule de buée. Bientôt, les bénévoles de la Croix-Rouge viendront chercher les personnes dépendantes qui souhaitent aller à la messe (un service mis en place en 1932), mais, pour le moment, tout est calme dans le couloir Quellien. Un couloir dont je n'oublierai jamais le nom, hommage à un éminent neurologue qui accompagna, sous l'Occupation, 200 pensionnaires des Invalides évacués quelques mois près de Bagnoles-de-l'Orne, avant d'être rapatriés à Paris en juin 1941. Je découvre justement, dans un livre singulier et attachant recommandé par Viet[1], la vie de Marc Maury, pionnier français de la rééducation neurologique. En 1945, ce jeune marié de 22 ans, père d'une petite fille de trois mois, se

1. Marc Maury, *Le Plongeon vers la vie !*, Bayard, 2002.

fracture la colonne vertébrale lors d'une baignade dans la Laïta, en Bretagne. À cette époque-là, personne ne survit à la tétraplégie... Personne à part lui. Son récit m'éclaire avec humour et finesse sur ce que vivent nombre de mes camarades de galère. J'y apprends notamment que l'homme est « le seul animal à pouvoir se gratter partout », et qu'en recueillant la précieuse parole des occupants de la cité des Invalides, je me livre involontairement à une « thérapie occupationnelle », à l'instar de Marc Maury, qui s'était vu confier par un proche certainement plein d'empathie l'élaboration d'un recueil de poésies du XVIIIe siècle. Le volume ne sera finalement jamais publié, mais aura sans doute aidé à l'éloigner de ses tourments. Je m'aperçois également que je ne me suis jamais intéressée à l'étymologie du mot « handicap ». Élu en 1983 à l'Académie médicale européenne de réadaptation, Marc Maury, dans son discours d'intronisation, en évoquera les racines anglaises, puisque ce mot tire son origine d'un jeu inventé outre-Manche : le *hand in cap* (« la main dans le chapeau »). Il s'agissait d'un jeu de troc[1] mettant en rapport trois personnes (un médiateur et deux personnes souhaitant échanger un objet). Le mot, tel que nous l'employons le plus souvent aujourd'hui, s'est éloigné de son sens initial. En effet, à l'origine, il signifiait « égaliser les chances », notamment

1. Pour chaque troc, trois personnes étaient mises en relation : un médiateur et deux personnes souhaitant échanger un objet. Cette médiation permettait de rétablir une certaine égalité de valeur entre ce qui était donné et ce qui était reçu, en imposant à celui qui recevait un objet d'une valeur supérieure de compléter l'échange par une somme d'argent, sans quoi l'échange ne se faisait pas. Les trois personnes déposaient une somme forfaitaire dans un chapeau. Le médiateur estimait les objets, puis indiquait la somme supplémentaire à payer par l'un des troqueurs pour que le troc soit équitable. Si l'échange se faisait, ou s'il ne se faisait pas en raison du refus des deux troqueurs, la somme forfaitaire allait au médiateur (car l'équité avait été atteinte) ; si le refus venait d'un seul des deux troqueurs, la somme forfaitaire était partagée entre les deux troqueurs (car l'équité n'avait pas été atteinte).

aux courses (en attribuant un handicap au meilleur cheval, afin que le plus mauvais ait les mêmes chances que lui). Désormais, il dit l'exact opposé : est handicapé celui qui est désavantagé, invalide, déficient... Je n'avais jusqu'alors jamais pris conscience de cette double signification.

Finalement, c'est Joël qui, le premier, poussera ma porte ce jour-là. Joël est un jeune stagiaire aide-soignant cambodgien de passage à l'INI. Il aperçoit parmi mes livres un petit volume consacré aux temples d'Angkor, et nous commençons à parler de son pays. Je lui apprends qu'il existe aux Invalides une chambre S21, matricule qui fut aussi celui de la pire prison de Pol Pot, à Phnom Penh. Il rit et me demande si je connais l'écrivain et cinéaste Rithy Panh, rescapé d'un camp tenu par les Khmers rouges. Nous évoquons le formidable centre Bophana, créé par l'auteur de *L'Élimination* – que j'ai eu la chance de rencontrer –, centre par le biais duquel il tente de recueillir et de mettre en valeur le patrimoine audiovisuel cambodgien éparpillé à travers le monde. Joël rêve de retourner au Cambodge, mais, en attendant, il doit continuer de travailler. Suzanna, l'Équatorienne, prend sa place, toujours discrète, appliquée, efficace. Elle m'annonce qu'elle part bientôt en week-end à Venise, et sa joie fait chaud au cœur. Suzanna n'irait pour rien au monde travailler dans un autre hôpital que celui-là. Je lui confie avoir aperçu son élégante silhouette au concert de la Garde républicaine offert par le Foyer ; elle me décrit alors sa chair de poule lorsque *La Marseillaise*, ce soir-là, a résonné dans le chœur de l'église Saint-Louis. Peu après, je croise une aide-soignante gambienne très timide, puis une jeune avocate de Hong Kong, bénévole de la Croix-Rouge, qui vient escorter des pensionnaires pour leur sortie : à l'INI, on peut vraiment faire le tour du monde, et sans se fatiguer. Je descends au Foyer retrouver Mima, qui me soigne de temps à autre. Nous nous sommes rapprochées grâce à une amie commune, qui a eu la bonne idée de venir fêter son anniversaire avec nous ce jour-là. Mima est une infirmière de choc, une infirmière que l'on aimerait avoir toujours à ses côtés pour soigner n'importe quel bobo. Serbe orthodoxe, née en Croatie, mais ayant vécu en Bosnie jusqu'en 1992, elle se considère avant tout comme yougoslave. Et se trouve comme un poisson dans l'eau aux Invalides, auprès des pensionnaires et des militaires blessés. «Je travaillais au sein du service de réanimation de l'hôpital civil de Mitrovica, avant, pendant et après la guerre du Kosovo. C'est là-bas que je suis entrée en contact avec les militaires français. Ils sont arrivés juste après les bombardements, début 1999. Ils faisaient partie de l'opération Force alliée, qui avait pour mission de protéger l'hôpital. Nous nous trouvions en effet sur le front, avec, autour de nous, des snipers et des terroristes.» La ville est alors sous couvre-feu. Les équipes de l'hôpital travaillent vingt-quatre heures d'affilée – de 7 heures du matin à 7 heures du matin – pour éviter d'avoir à sortir dans la rue, devenue trop dangereuse, puis se reposent trois jours. «Nous avions beaucoup de blessés de guerre. On soignait des militaires serbes ainsi que des Albanais au début, parce que c'était le bazar.» Le bazar: un doux euphémisme quand l'on sait que la ville de Mitrovica était l'un des points de tension les plus violents au Kosovo. Pendant ses jours de repos, Mima travaille en tant qu'interprète auprès d'une ONG française s'occupant d'enfants. Elle y rencontre son futur mari, un Français. «Au Kosovo, mes patients arrivaient directement du champ de bataille, leurs plaies étaient toutes fraîches. Aux Invalides, cela n'arrive jamais: les patients transitent d'abord par l'hôpital Percy ou Bégin. J'ai vu des gens se faire tuer devant moi. J'ai vu des crânes éclatés, des gens décapités. J'ai vu un militaire dans un brancard, la tête posée sur les genoux. En Bosnie, mes cousins ont connu le camp de concentration, des amis aussi. C'est mon passé. Mais j'ai eu la chance d'évoluer au sein d'une famille aimante, qui ne m'a jamais appris la haine. Ma mère était elle aussi infirmière. Alors oui, je sais ce que c'est que la guerre, et ici je me sens aussi proche des anciens combattants que des victimes d'attentats. » En 2002, elle s'installe en France avec son mari, mais ne peut faire reconnaître son diplôme, l'ayant obtenu dans un pays hors Union européenne. Alors, courageusement, cette infirmière ô combien aguerrie va redescendre tout en bas de l'échelle, avant de redevenir officiellement infirmière en 2016. « Pour moi, ce n'est pas un métier, c'est une vocation », avoue-t-elle dans un grand sourire, sa marque de fabrique. « Cela ne rapporte pas beaucoup d'argent, mais on y gagne autre chose. Je suis fière de dire que je suis infirmière aux Invalides, que je travaille avec des anciens militaires et de jeunes blessés. Chacun d'entre eux – ou presque – a apporté quelque chose à la France. Quand on reste longtemps, on finit par connaître leur histoire, par lire leurs livres, on cherche des informations. Cette patiente qui a accouché à Ravensbrück[I]... Personne ne l'a oubliée. » Tout n'est pas rose non plus, et certains ont un caractère difficile. « Oui, ils avaient l'habitude de commander. Ils peuvent donc se sentir diminués. Certains sont aussi en colère contre leur sort. Mais cela n'excuse rien : il faut nous traiter correctement. Moi, la seule chose que je veux, c'est apporter un peu de joie, un peu

I. Madeleine Aylmer-Roubenne, *J'ai donné la vie dans un camp de la mort*, J'ai Lu, 1999. Décédée en 2012 aux Invalides, cette résistante fut l'une des rares femmes à avoir accouché dans un camp. Née le 21 mars 1945, Sylvie n'avait même pas deux mois lors de la libération du camp par les Soviétiques. Lorsque sa maman eut enfin la possibilité de déclarer sa naissance, une fois de retour à Paris, les employés de la mairie refusèrent de la croire. Son amie Geneviève de Gaulle-Anthonioz, elle aussi revenue de Ravensbrück, vint alors à son secours, confirmant la naissance de la petite fille parmi elles.

d'apaisement. Aux Invalides, j'ai retrouvé l'humanité que j'aime dans ce métier. »

L'INI est un hôpital comme les autres, avec toutefois une proportion plus élevée de blessés médullaires et d'amputés. « Quand une personne arrive ici et découvre sa vie en fauteuil roulant, nous sommes là pour accepter sa mauvaise humeur, parfois même son agressivité, pour répondre à toutes les questions, pour l'aider à faire le deuil de sa vie d'avant. Nous sommes formés à cela. » Être dans l'intimité des patients, avec leur nudité, leurs faiblesses, leurs angoisses et leurs larmes, conduit inévitablement le personnel soignant à recueillir de nombreuses confidences : « Ils nous disent des choses qu'ils ne disent pas aux autres, et il nous faut apprendre à être à l'aise avec cela. J'ai souvent observé, la veille des fêtes – Noël ou Pâques par exemple –, le soir ou le week-end, une profonde tristesse chez les pensionnaires souffrant de solitude. Ils ne verbalisent pas toujours, mais on observe un changement de comportement. Nous devons faire attention à ne pas les laisser "glisser". On en discute en équipe. On essaie d'être là, d'écouter. Une chose est sûre : il ne faut pas leur raconter d'histoires. »

Aux Invalides, on pleure beaucoup, que ce soit le soir dans les jardins, ou seul dans sa chambre. Souffrances physiques et psychologiques. Parfois, la nuit panse les blessures du jour ; parfois, elle les exacerbe. Quand je regagnais ma chambre un peu tard le soir, et que je circulais sans bruit dans ces immenses couloirs, j'étais frappée par l'extrême vulnérabilité de ces personnes âgées incapables de s'endormir la porte fermée. Trop de fantômes dans ces vies-là.

26

LA CROIX ET LE SCEPTRE

Vendredi 1er juin 2018 : je croise le père Dominique Arz, alors recteur de Saint-Louis des Invalides (remplacé depuis par le père Pascal Frey). Toujours alerte et affairé, la moustache taillée avec soin, il s'avoue épuisé. Et pour cause : dans la journée ont eu lieu les obsèques d'Yves de Daruvar, dernier compagnon de la Libération ayant combattu dans la 2e DB, puis celles de Serge Dassault, en présence de nombreuses personnalités du monde de la politique et des affaires. Ainsi va la vie aux Invalides : on y meurt comme partout ailleurs, mais avec un peu plus de décorum.

« Ici, on s'occupe de la douleur et de la souffrance : de la douleur physique et de la souffrance morale », a expliqué monseigneur Antoine de Romanet de Beaune, évêque aux armées, au cours de la dernière messe de fondation de l'hôtel des Invalides. Le père Dominique Arz, également aumônier national de la gendarmerie, connaît bien ses ouailles, et en particulier les pensionnaires, qui, il n'est pas le premier à me le dire, sont « la raison d'être des Invalides ». Ils sont une bonne vingtaine à se rendre à la messe chaque dimanche. Sur le site officient également – et je les verrai souvent, au Foyer notamment – une femme pasteur, une aumônière israélite, et un aumônier musulman. Il n'en fut pas toujours ainsi : à l'origine, l'une des missions de l'hôtel des Invalides était de préparer ses hôtes à une mort chrétienne. Aussi étaient-ils tous « instruits en religion » dès leur arrivée. Une formation qui durait quarante jours pour les soldats, quinze pour les officiers. Assister à la prière du matin et aux vêpres était très conseillé, oublier la messe du dimanche était passible de sanctions. Une règle qui sera plus ou moins sérieusement appliquée jusqu'en 1789.

Le recteur apprécie beaucoup la clarté et la sobriété de son église qui, il est vrai, est assez dépouillée : sans vitraux – il n'y en a jamais eu –, elle reçoit la lumière par de hautes fenêtres de verre transparent, « correspondant assez bien à l'esprit militaire et monacal ».

Bien que Dominique Arz aime particulièrement l'appeler « église des Soldats », Saint-Louis est aussi une « cathédrale ». En effet, en 1986, sur une volonté de Jean-Paul II, tous les vicariats aux armées ont été érigés en diocèses, avec possibilité d'ordonner, d'incardiner.

Saint-Louis est l'église principale du diocèse aux armées, dirigé depuis le 28 juin 2017 par monseigneur Antoine de Romanet de Beaune. Il n'y en a pas de semblable au monde. « L'église et le dôme, où repose le tombeau de l'empereur Napoléon, constituent en réalité un seul et même édifice, expliquent les historiens de l'Institution. Un royal casse-tête, qui valut à l'architecte Libéral Bruant, incapable de terminer l'ouvrage, de se faire doubler par Jules Hardouin-Mansart. L'église Saint-Louis est la nef ; le dôme est le chœur. Au cours du Grand Siècle, le maître-autel était commun. Pour assister à l'office, Louis XIV entrait par le dôme, les soldats invalides par la nef; ainsi, l'étiquette était respectée. Aujourd'hui, la séparation est assurée par une grande verrière, à travers laquelle on aperçoit, parmi les reflets, le tombeau de Napoléon. Les visiteurs ne peuvent passer de l'une dans l'autre: l'entrée dans l'église est bien évidemment libre, tandis que la visite du dôme est payante. »

Les soubresauts de l'histoire ont toujours impacté les Invalides. Souvent par ricochet, parfois très directement, comme le 14 juillet 1789, lorsque 30 000 citoyens en colère, emmenés – entre autres – par Camille Desmoulins et Dominique-Jean Larrey, vinrent s'emparer des canons et fusils entreposés dans les caves du dôme, avant de se rendre à la prison de la Bastille. Les pensionnaires, séduits par toutes ces nouvelles idées, refusèrent de tirer sur les assaillants. Une effroyable bousculade fit tout de même quelques morts dans les sous-sols du bâtiment. La Bastille tomba. L'église fut saccagée. Bientôt, le moindre emblème royal – des boutons sur l'uniforme des pensionnaires jusqu'aux couverts en argent – visible dans l'enceinte des Invalides fut supprimé. Le dôme fut ensuite transformé en « temple de la Raison », puis en « temple de Mars. »

C'est Napoléon qui fera rénover l'église et qui relancera son activité. Il décidera même, le 15 juillet 1804, de remettre les premières Légions d'honneur au sein du dôme. Les bancs où se sont agenouillés et où s'agenouillent encore des milliers d'invalides ne peuvent laisser indifférent. Dans les caveaux, des morts illustres, et, tout en haut, des drapeaux alignés en un magnifique bataillon.

On reconnaît tout de suite Saint-Louis des Invalides à ces trophées, drapeaux ou étendards suspendus tout au long des corniches de la nef, des trophées qui confèrent une solennité toute particulière aux cérémonies qui s'y déroulent. Elle est la seule église de France à en posséder. Sur les étoffes imprégnées d'un produit destiné à les protéger de la lumière et de l'usure, des aigles, des croissants de lune ponctués d'une étoile, des éléphants, ou encore des croix. Les combattants étaient très attachés aux trophées gagnés sur le champ de bataille. Ces drapeaux, témoins d'une tradition séculaire jalonnant l'histoire des armées françaises, étaient, jusqu'à la Révolution, exposés à Notre-Dame de Paris. On en comptait alors près de 3000. Ceux qui, après les événements de 1789, avaient échappé à la destruction furent transférés aux Invalides dès 1793. On y trouve aujourd'hui des pavillons de guerre (notamment un pavillon russe, conquis pendant la guerre de Crimée, et un pavillon marocain, vestige de la bataille de Mogador), des emblèmes mexicains et chinois, ou encore des drapeaux druzes et annamites, qui rappellent qu'au XIXe siècle la France allait partout.

L'hôtel des Invalides, dont la mission est donc de conserver les emblèmes et trophées de la France, fut pourtant le lieu d'un célèbre autodafé : le 30 mars 1814, alors que l'ennemi vainqueur entre dans Paris (toute l'Europe s'est liguée contre Napoléon), le gouverneur des Invalides, le maréchal Sérurier, ordonne, la mort dans l'âme, de brûler les 1417 trophées sous sa responsabilité. « Un lit de menu bois est promptement entassé au bas du piédestal de la statue équestre du duc de Montebello, en cours de réalisation dans le coin sud-ouest de la cour d'honneur », explique l'*Histoire des Invalides*[I]. Tous les pensionnaires qui le peuvent accourent, et voient, les larmes aux yeux, partir

I. Anne Muratori-Philip, *Histoire des Invalides, op.cit.*

en fumée les victoires de la Grande Armée: Lodi, Arcole, Marengo, Friedland… Même les emblèmes de la bataille des Trois Empereurs (Austerlitz) y passent. Chateaubriand, dans ses *Mémoires d'outre-tombe*, raconte, au sujet du tsar Alexandre: « À l'hôtel des Invalides, il trouva les soldats mutilés qui l'avaient vaincu à Austerlitz: ils étaient silencieux et sombres; on n'entendait que le bruit de leurs jambes de bois dans les cours désertes et leur église dénudée; Alexandre s'attendrit à ce bruit des braves; il ordonna qu'on leur ramenât douze canons russes. » Et renoncera dans la foulée à son projet de transformer les Invalides en hôpital pour les soldats russes. Une fois brûlés, les restes des glorieux drapeaux seront jetés à la Seine, au niveau du pont Alexandre-III. Trois hommes réussiront néanmoins à repêcher 183 pièces, qui seront offertes à Charles X, puis qui, en 1863, réintégreront l'église.

À l'extérieur de l'enceinte, les touristes se prennent en photo devant le dôme doré à l'or fin, coupant bien souvent la croix qui couronne logiquement cet édifice bâti pour Louis XIV, roi « très chrétien ». L'entrevue avec le père Arz se déroule au sein de l'église des Soldats, dans la chapelle Notre-Dame-de-la-Paix. Un grand tableau représentant l'arrivée du cercueil de Napoléon aux Invalides y est accroché. Comme on le sait, la dépouille de l'Empereur fut rapatriée de Sainte-Hélène à bord de la frégate *Belle Poule*, commandée par le prince de Joinville. Elle accosta au port militaire de Cherbourg après un mois et demi de voyage. Le cercueil remonta ensuite la Seine sur un bateau à vapeur (afin de prévenir tout risque d'émeute), puis débarqua à Courbevoie, où d'anciens soldats le veillèrent toute une nuit, lors d'un émouvant « dernier bivouac ». Le 15 décembre 1840, il faisait un froid de loup à Paris (–14 °C). Dans l'église Saint-Louis des Invalides, un immense tapis violet semé d'abeilles d'argent s'apprêtait à recevoir le roi Louis-Philippe, l'ensemble de la famille royale, ainsi que de nombreux invités. Une noble assistance qui patienta un bon moment avant de voir arriver, dans l'après-midi, le grandiose cortège funéraire tiré par 16 chevaux en quadrige, caparaçonnés aux armes de l'Empire. Le sarcophage impérial reposait sur un char long de 30 mètres, haut de 10 mètres et large de 5 mètres, orné de 14 statues représentant les victoires napoléoniennes les plus éclatantes. Trente-six matelots de la *Belle Poule* le portèrent solennellement jusque devant l'autel. Une foule immense s'était massée sur le parcours. Victor Hugo, juché sur une estrade installée à l'extérieur, regrettera plus tard de ne pas avoir eu le loisir d'admirer le cercueil : « C'est là le grave défaut de ce char. Il cache ce qu'on voudrait voir, ce que la France a réclamé, ce que le peuple attend, ce que tous les gens cherchent, le cercueil de Napoléon. »

« Où placerons-nous ce grand tombeau ? » questionna Lamartine. Le problème fut résolu par l'architecte Visconti, qui proposa de creuser, dans le sous-sol de l'église du Dôme, à 6 mètres de profondeur, une crypte. Et, le temps que celle-ci soit prête, « les cendres de l'Empereur furent conservées dans la chapelle où nous nous trouvons, chapelle qui était, bien évidemment, interdite au public », explique le père Arz, qui précise ensuite qu'au XIXe siècle on disait « cendres » pour ne pas dire « restes », terme jugé trop trivial. En effet, à cette époque, la crémation ne se faisait pas. On peut aussi admirer dans cette pièce une toile représentant le cardinal Orsini devant le masque mortuaire de Napoléon. Un deuxième indice laissant penser que la dépouille de l'Empereur a bel et bien été mise à l'abri un moment dans cette salle. Le 6 février 1841, le cercueil sera transféré dans la chapelle Saint-Jérôme de l'église du Dôme, avant d'intégrer son tombeau définitif... vingt ans plus tard.

Décidément à part, l'église Saint-Louis des Invalides est celle des pensionnaires, mais aussi celle de tous les militaires. « Et, bien sûr, elle est ouverte aux civils », précise le père Arz, regrettant que beaucoup de Parisiens ignorent qu'ils ont parfaitement le droit d'assister aux offices. Mais, ici, contrairement à l'église du Val-de-Grâce ou à la chapelle de l'École militaire, qui ouvrent toutes deux sur la rue, il faut franchir les grilles et l'esplanade, ce qui peut être dissuasif. En dehors des messes « classiques », y sont célébrées de nombreuses messes d'anciens combattants (comme celle de la Fédération nationale des anciens combattants en Algérie, Maroc et Tunisie, celle des anciens de l'École navale, ou celle des Ailes brisées) qui, toujours, font le plein. « Parmi les originalités de cette paroisse, conclut le père Arz, il faut, pour que ses obsèques soient célébrées ici, être pensionnaire, compagnon de la Libération, dignitaire de l'un des deux ordres nationaux (Légion d'honneur et Mérite, grand-croix ou grand officier), ou général en activité. »

L'une des missions du prêtre est d'accompagner les pensionnaires qui le désirent jusqu'à leur dernier souffle. Depuis 2012, la charte des hôpitaux n'autorise plus les aumôneries à faire du porte-à-porte dans les chambres, comme cela se faisait auparavant. Afin de respecter les règlements sur la laïcité, les visiteurs du soir se font donc plus rares. Désormais, c'est au patient ou à sa famille de réclamer le passage d'un aumônier ou d'un bénévole (par exemple, de l'ordre de Malte ou de la Croix-Rouge) ayant reçu une formation relative à l'accompagnement des malades. En sortant de l'église, il faut prendre le temps d'admirer la sobre rigueur de la cour d'honneur. Les hauts bâtiments en pierre qui l'entourent abritaient autrefois les « stropiats », et sont désormais autant de salles dévolues au musée de l'Armée.

On se souviendra au passage que quelques scènes de *Paris brûle-t-il*, des *Aventures de Rabbi Jacob*, ou encore du *Guignolo* ont eu pour cadre cette superbe cour (le dôme n'avait pas encore été redoré). Au rez-de-chaussée, des arcades qui permettaient aux invalides de prendre l'air tout en restant abrités ; à l'étage, des dortoirs : les soldats étaient répartis dans des chambres de quatre à six lits non chauffées, tandis que les officiers logeaient à deux ou trois, mais disposaient d'une cheminée. Et, sous les toits d'ardoise, les greniers, au niveau desquels il ne faut pas manquer d'observer les lucarnes richement décorées qui rompent avec grâce la stricte symétrie des façades. Ces petites fenêtres ovales, qui sont au nombre de 60, célèbrent des batailles victorieuses ou de glorieux personnages. L'une d'entre elles est néanmoins plus connue que les autres : au fronton de l'aile d'Orient, un animal, semble-t-il un loup (curieux canidé que j'ai d'abord pris pour un agneau), enserre l'œil-de-bœuf de ses pattes. Il s'agirait en réalité d'un rébus sculpté : ce « loup qui voit » évoque le rôle du secrétaire d'État François Michel Le Tellier, marquis de Louvois, dans la construction de l'hôtel des Invalides : « Louis XIV, désireux de s'attribuer la gloire de la fondation des Invalides, aurait interdit au grand commis, responsable des travaux, d'appliquer ses armoiries sur les murs des bâtiments, explique l'Institution. Cette lucarne constituerait peut-être un rappel discret du rôle de Louvois dans l'édification de l'hôtel. » Elle constitue, en tout cas, une étape amusante du tour commenté que j'inflige à ceux de mes visiteurs qui en ont le temps.

27

LE BEAU MÉTIER DE GOUVERNEUR

Nommé au cours de l'été 2017, le général de corps d'armée Christophe de Saint Chamas est – depuis 1670 – le 45e gouverneur des Invalides. Cette impressionnante lignée de grands soldats (quatre ou cinq étoiles, pas moins) a permis à l'Institution de constamment s'adapter et se moderniser : ses missions et attributions ont en effet considérablement évolué. Le gouverneur doit fonctionner en duo avec le directeur de l'INI : Christophe de Saint Chamas et Christian Plotton (remplacé en janvier 2019 par le médecin général inspecteur Michel Guisset) forment, de ce point de vue, un binôme d'une efficacité redoutable, une force spéciale des corps et des âmes.

Des gouverneurs marquants, il y en a eu beaucoup par le passé, trop pour tous les citer ici. Les circonstances de l'histoire ont forgé leur souvenir. En voici quelques-uns, qui ont parfois eu la vie dure. Le premier d'entre eux, François Lemaçon d'Ormoy, est nommé en 1670. Tenu en haute estime par Louvois, il gère lui-même le registre des admissions, mentionnant les états de service et livrant au passage ses impressions sur le caractère des vieux combattants. Il veille avec soin à la discipline, et encore plus à la propreté, « chose la plus essentielle pour conserver la santé dans tout l'Hôtel et le garantir de la vermine[I] ».

Nommé en 1786, le 12e gouverneur, le marquis de Sombreuil, est condamné à mort par le Tribunal révolutionnaire de Fouquier-Tinville, puis guillotiné le 17 juin 1794, à l'âge de 71 ans, sur la place du Trône-Renversé (aujourd'hui place de la Nation). Lors des émeutes dites des « Trois Glorieuses », le 18e gouverneur en fonction est le marquis de La Tour-Maubourg, dont la fidélité au roi est absolue : il aura l'honneur de faire flotter vingt-quatre heures de plus que partout ailleurs dans la capitale le drapeau blanc confié à sa garde. Mais il restera surtout célèbre pour une réplique rapportée par Chateaubriand dans ses *Mémoires*... Ayant eu une jambe arrachée par un boulet lors de la campagne d'Allemagne, il aurait dit à son domestique en pleurs : « Réjouis-toi, tu n'auras plus qu'une botte à cirer... »

Le 37e gouverneur, Raoul Magrin-Vernerey, dit « Ralph Monclar », s'est particulièrement illustré durant les deux conflits mondiaux. Il termine la guerre de 1914-1918 avec le grade de capitaine. Chevalier de la Légion d'honneur, il est titulaire de 11 citations. Blessé à sept reprises, il sera réformé avec une invalidité de 90 % : cuisse fracturée par une balle, bras droit brisé par l'explosion d'une grenade, deux blessures à la tête imposant deux trépanations, yeux brûlés par des gaz... Au cours de la Seconde Guerre mondiale, il est à la tête des légionnaires de la glorieuse 13e DBLE lorsqu'elle remporte la victoire de Narvik. Il sera

I. Anne Muratori-Philip, *Histoire des Invalides*, Perrin, 2001.

juste après l'un des premiers officiers à rallier les rangs des Forces françaises libres en Angleterre.

Le général Gabriel de Galbert, surnommé « l'Archange » dans la cavalerie, en raison de son prénom, mais aussi de son charisme, sera, pendant près de vingt ans, le 39e gouverneur. Une anecdote est restée célèbre : alors que Jacques Chirac est Premier ministre et qu'il s'apprête à venir évaluer l'état de vétusté des Invalides, le général de Galbert, qui souhaite le lancement de travaux de réhabilitation, en profite, avec la complicité de quelques pensionnaires, pour capturer des rats, ensuite libérés – sur un signal discret – au passage de Jacques Chirac. De grands travaux de modernisation seront aussitôt décidés... Une plaque sur laquelle est inscrit « Réhabilité par le général de Galbert » est toujours visible dans la salle des Rencontres.

Le 41e gouverneur (1997-2002) est le général Bertrand de La Presle, lequel, par un heureux hasard, connaît le fondateur du Crazy Horse Saloon, Alain Bernardin. Une fois par an, celui-ci vient, accompagné de quelques filles, faire un petit show dans la salle des Rencontres. Un spectacle qui n'a aucun mal à faire le plein ! La légende dit que Bernardin a été séminariste. En tout cas, le pygmalion de Lova Moor n'oubliait pas les anciens...

Le gouverneur est le vice-président du conseil d'administration de l'INI[1]. Il siège également au conseil

1. Le conseil d'administration de l'Institution nationale des Invalides est présidé par Martine de Boisdeffre, conseiller d'État. Le gouverneur, Christophe de Saint Chamas, est vice-président ; sont représentés par ailleurs les armées, avec le délégué de la tutelle ; la directrice du Service de santé des armées ; la Direction générale de l'offre de soins (DGOS) ; le ministère des Finances ; l'hôpital Percy ; quatre associations d'anciens combattants, des représentants des usagers et des représentants du personnel. Le directeur de l'établissement, lui, ne vote pas : « J'ai la responsabilité de mettre en œuvre les décisions entérinées

d'administration du musée de l'Armée, et est invité au conseil d'administration de l'ONAC, l'Office national des anciens combattants. De plus, il a en charge l'église Saint-Louis, monument entretenu par le musée de l'Armée. Depuis 1991, l'ensemble du site est placé sous la responsabilité du gouverneur militaire de Paris. « Mon rôle est d'être le protecteur des pensionnaires », explique le général de Saint Chamas, peu après avoir pris ses fonctions. « Les pensionnaires sont la raison d'être de ce lieu : ils doivent être chez eux partout, au musée, comme à l'église ou à l'hôpital. J'essaie d'avoir un lien particulier avec eux. Je dois les connaître, les aimer, les défendre. Moi, mais aussi mon épouse, qui a un véritable rôle à jouer. » D'ailleurs, Agnès de Saint Chamas – maman de sept enfants – ne mettra pas longtemps à connaître chacun des protégés de l'Institution. Il m'est rarement arrivé de me rendre sur place sans la croiser au détour d'un couloir, au Foyer ou dans les jardins. Son rôle est capital, car les pensionnaires ne diront pas au gouverneur ce qu'ils peuvent confier à son épouse, notamment en ce qui concerne les problèmes sentimentaux... Et il y en a aux Invalides ! Les uns tombent amoureux d'une infirmière ou d'une visiteuse, les autres s'aventurent sur Internet... Et parfois, il est malheureusement nécessaire de mettre le holà, surtout lorsque l'amoureuse s'avère plus intéressée par la pension que par son bénéficiaire.

« Ici, on est en plein Paris, mais on est ailleurs, reprend le gouverneur. La force du site, c'est que la bonne santé

---

et de rendre compte, explique le médecin général inspecteur Plotton. Le fonctionnement de l'INI est un peu particulier parce qu'il diffère de celui des hôpitaux des armées, lesquels sont des structures dites "d'État", qui sont sous l'autorité directe du chef d'état-major des armées. » Le conseil d'administration se réunit trois fois par an.

y croise le handicap, que la vie y croise la mort, que la mémoire y côtoie l'avenir. Ce petit village est un carrefour, et moi je me trouve à la croisée des chemins. Tout cela doit fonctionner ensemble.» Et durer. Car, depuis la fermeture de l'hôpital du Val-de-Grâce, le sort de l'INI ne laisse pas d'inquiéter les plus anxieux. La fréquentation des Invalides a toujours connu des fluctuations, principalement liées aux grands conflits. Ils n'ont jamais abrité plus de 4000 personnes, bien que les plans aient été conçus pour 6000 (évidemment, à l'époque, le musée de l'Armée qui occupe aujourd'hui les deux tiers du site n'existait pas). Il semblerait que la place ait manqué deux fois: après la guerre de succession d'Espagne et sous l'Empire, à la suite de la campagne de 1812. Après cela, les effectifs n'ont fait que décroître, jusqu'à ce qu'il n'y ait plus que huit invalides aux Invalides! La Première Guerre mondiale s'est hélas chargée de faire renaître le flot tari, tout comme la guerre de 1939-1945, l'Indochine, l'Algérie, etc. Mais, régulièrement, la rumeur enfle: les Invalides vont fermer, et les pensionnaires vont devoir déménager...

Longtemps, le gouverneur fut nommé à vie. Ainsi devenait-il, au fil du temps, le «général invalide». «Un peu comme les étendards et les drapeaux de l'église des Soldats, qui meurent sur place parce qu'ils s'effilochent jusqu'à la trame», explique le général Hervé Gobilliard, qui fut gouverneur de 2002 à 2009. «Le principe était que les soldats, le gouverneur et les trophées pris à l'ennemi se fanent ensemble. C'était un beau symbole.»

«Mes prédécesseurs mouraient sur place, poursuit le général de Saint Chamas. Une prérogative est restée: une tombe de fonction que l'on m'a montrée dès mon arrivée.

C'est un caveau de famille. Il reste une place tout en haut, plus près du bon Dieu ! » Et de conclure en riant : « Je l'ai prise en photo, mais comme je suis conservateur, j'aimerais bien la léguer à mon successeur ! »

Fermé à la visite, le tombeau des gouverneurs se trouve sous l'autel, dans la crypte de l'église Saint-Louis. Dix arcades latérales y accueillent, sous une voûte de pierre, les dépouilles des gouverneurs et grands serviteurs militaires : en tout, 70 cercueils, 14 urnes funéraires, et, comme on l'a vu, une sépulture vacante. Citons tout de même la seule femme parmi tous ces hommes : Maurisse de Sombreuil (Maurille, de son vrai prénom), qui offrit au tribunal révolutionnaire d'être exécutée à la place de son père, gouverneur, en 1792. Son cœur prendra place au sein du caveau en 1851.

Évoquons également le pauvre Rouget de Lisle, dont les cendres devaient être transférées au Panthéon en 1915... Aujourd'hui, elles se trouvent toujours aux Invalides, sous la première arcade de la crypte. Les circonstances de ce rocambolesque transfert sont connues. À l'été 1915, après un an d'une guerre terrible, le moral des Français est au plus bas. Les soldats sont enlisés dans leurs tranchées, les combats embrasent désormais l'Orient, les zeppelins menacent Paris, sans oublier les gaz asphyxiants utilisés pour la première fois par les Allemands... Le gouvernement de l'époque tente de réagir et, pour célébrer avec une pompe particulière le 14 Juillet, décide de rendre un hommage national à l'auteur de *La Marseillaise*, adoptée comme hymne national en 1879. Rouget de Lisle, mort dans le dénuement le plus total et enterré au cimetière de Choisy-le-Roi, va devenir immortel. Après tout, il est « divin et rare d'ajouter un chant éternel à la voix des nations », écrivait Michelet[1]. Las : dans la précipitation, tout le monde a oublié que l'agrément des deux chambres est nécessaire pour entrer au Panthéon. Les autorités choisissent donc de transférer les cendres de Rouget de Lisle aux Invalides, en attendant le vote de la loi. La suite : l'oubli. Même le centenaire de sa mort n'y changera rien : en 1936, en plein Front populaire, la France a d'autres préoccupations. Et voilà pourquoi le poète jurassien est toujours en stand-by aux Invalides...

Le dernier gouverneur nommé « à vie » fut le général Gabriel de Galbert.

Après lui, ses successeurs seront désignés pour cinq ans. L'explication de ce changement est politique. Il est de notoriété publique que les relations entre « l'Archange » et le président de la République de l'époque, François Mitterrand, étaient quelque peu tendues. En effet, pour devenir pensionnaire aux Invalides, il faut bénéficier du fameux article L. 115 (rebaptisé récemment L. 212-1) du Code des pensions militaires d'invalidité et des victimes de guerre. La loi dit ainsi clairement qu'il faut au minimum 80 % d'invalidité au titre de guerre pour intégrer l'Institution. Tous les militaires n'y ont donc pas droit, et les civils encore moins. Or le général de Galbert n'avait point l'échine souple : il refusa d'intégrer certains amis du pouvoir, amis qui n'avaient pas le statut requis. On insista, on fit pression. Il préféra partir. S'ensuivit, en 1991, une grande réforme modifiant la durée de la mission, ainsi que les textes. Ceux-ci précisent désormais, au sujet du gouverneur : « Nommé pour représenter le président de la

1. Jules Michelet, *Histoire de la Révolution française*, livre VI, chapitre IX, 1853.

République, protecteur tutélaire de l'Institution, auprès des pensionnaires et blessés militaires, hospitalisés aux Invalides, il use de toute son influence pour que leur soit témoignée, en toutes circonstances, la reconnaissance de la patrie. » Et, de fait, de nombreux chefs d'État ont développé un lien très paternel avec certains pensionnaires.

N'empêche. Régulièrement, et quels que soient les gouvernements, de bonnes âmes dotées d'une calculatrice estiment que les Invalides, cette étrange réminiscence du passé, coûtent une fortune... « Mais préserver ce refuge pour les anciens, ce n'est pas rationnel, c'est bien plus ! » souligne le général Christophe de Saint Chamas.

« C'est le cœur de la France qui bat aux Invalides, explique le général Hervé Gobilliard, et ce depuis les premiers pensionnaires arrivés en 1674. À l'époque, il y en avait un qui avait fait la guerre de Hollande en 1672, un autre – centenaire – qui avait guerroyé en 1643 à Rocroi, sous les ordres du duc d'Enghien... Et aujourd'hui, il y a les derniers arrivés, nos concitoyens grièvement blessés par une autre forme de guerre, le terrorisme. Ces jeunes gens se retrouvent avec un bras ou une jambe en moins, et certains sont psychologiquement très atteints. Mais il est extrêmement important qu'ils soient là. Parce que les "estropiats" au cœur de Paris, c'est rappeler que des soldats, que des compatriotes souffrent pour la France. » Alors, il est absolument inenvisageable, comme cela a déjà été dit, que les pensionnaires des Invalides soient transférés ailleurs, pour laisser place à un hôtel de luxe, un hôpital de l'Assistance publique, ou une clinique privée pour riches étrangers. Les acteurs de la liberté nationale, de l'amour de la patrie doivent rester présents en plein Paris. Et, après tout, ne doit-on pas se réjouir de la solidité, de la pérennité de cette institution, qui a traversé tous les régimes et trois siècles et demi d'histoire mouvementée sans que sa mission initiale n'en soit altérée ? Aussi, comme dans *Le Guépard* du prince de Lampedusa, si l'on veut que rien ne change, il faut que tout change. C'est pourquoi l'INI prépare sa mue…

28

LES INVALIDES ET LE XXIE SIÈCLE

Je vous ai présenté quelques-uns des acteurs principaux de la cité des Invalides, ainsi qu'un certain nombre de figures marquantes. Derrière ces personnes, une mécanique bien huilée qui ne demande qu'à perdurer et à s'adapter. Ainsi que le note la *Revue annuelle de la condition militaire* (édition 2017), près de 620 militaires français ont été blessés par arme à feu ou engin explosif au cours d'opérations extérieures entre 2007 et 2016. Quant aux attentats terroristes, ils ont fait plus de 900 blessés en France entre 2013 et 2018.

Cette population de blessés fait moins de bruit que les morts, et c'est pour eux que l'INI doit s'adapter. Lorsque j'y séjourne, le médecin général inspecteur Christian Plotton en est le directeur depuis deux ans. Cardiologue de formation, il a auparavant dirigé l'hôpital Percy pendant cinq ans (1 400 personnes), et connaissait les Invalides pour y avoir travaillé et pris en charge des pensionnaires. « Aujourd'hui, la mortalité au combat a baissé. Nous avons moins de morts sur les théâtres d'opération, car le matériel et les gilets pare-balles sont plus élaborés, les mesures de secourisme mieux enseignées, etc. Cependant, nous avons des blessés graves, souvent touchés au niveau des membres ou de la tête, à cause d'un engin explosif direct (IED) ou d'un tir balistique. Le plateau technique nous permet de prendre en charge ces handicaps sans difficulté. » Le directeur de l'INI est chargé de faire fonctionner l'hôpital, d'assurer le suivi médical des 160 lits, la gestion des 426 membres du personnel, l'alimentation, l'accueil des blessés et des malades, etc. Bref, un vrai chef de village gaulois, et je ne dis pas cela seulement en raison du surnom de Christian Plotton – Abraracourcix –, surnom dont il a bien sûr connaissance...

Le statut de 1991 a permis de protéger l'INI, en créant un conseil d'administration[1] qui valide sa destinée, en définissant ses ressources budgétaires, et en le rattachant à une tutelle. L'Institution dépend du ministère des Armées, mais sa tutelle est exercée par la secrétaire d'État auprès du ministre des Armées (actuellement, Geneviève Darrieussecq). « Notre budget est de 36 millions d'euros, explique le médecin général Plotton. Il est rattaché au budget "anciens combattants/réparation", avec trois enveloppes : la première, une enveloppe de mission de service public, vient du budget "anciens combattants" ; la deuxième est celle du ministère de la Santé (prise en charge de tout ce qui est fait au titre de la Sécurité sociale, comme les services de rééducation) ; la troisième est liée à nos propres ressources, et notamment à la facturation des

1. Voir la note p. 209.

anciens combattants. Ce sont des facturations à la durée, prélevées directement auprès de la Caisse nationale militaire de sécurité sociale ; elles varient selon le niveau de revenus du militaire blessé. Mais nous pouvons également avoir ponctuellement d'autres ressources, comme celles venant de la police nationale lorsque nous prenons en charge des policiers blessés en service, des étrangers, etc. »

Cela ne se sent pas immédiatement lorsque l'on y séjourne, mais, dans les coulisses, l'INI est en pleine restructuration. « Autour de 2011-2012, nous avons été confrontés à un véritable danger de fermeture, reconnaît son directeur. Avec un certain nombre de confrères de Percy, nous avons senti le danger et nous nous sommes mobilisés : il était hors de question de fermer les Invalides, il fallait travailler, développer quelque chose. J'ai donc signé, avec d'autres, des conventions officialisant le travail commun entre le Service de santé des armées et l'Institution. »

Une fois la décision de créer un véritable projet pour l'INI entérinée, Christian Plotton s'est porté volontaire pour prendre la tête de l'Institution, connaissant bien les Invalides, le fonctionnement de Percy, et le parcours des blessés.

Les Invalides, c'est le panthéon des militaires mutilés. C'est la vocation de ce lieu. Or il n'y a plus de pensionnaires de la Première Guerre mondiale, et il en reste très peu de 1939-1945. Quant aux militaires d'Indochine et d'Algérie, ils sont, eux aussi, peu nombreux. En effet, les années ayant suivi la guerre d'Algérie ont été le témoin de la montée en puissance de l'hôpital Percy, du Val-de-Grâce et de Bégin. « Du coup, plusieurs générations de blessés n'ont pas connu les Invalides », explique le capitaine

César. Alors, qui seront les pensionnaires de demain ? C'est l'équation que se propose de résoudre le nouveau projet d'établissement.

Dans ce nouveau « parcours du militaire blessé », la traumatologie d'urgence et la rééducation aiguë se feront à Percy, tandis que la partie réinsertion/réadaptation se déroulera, elle, aux Invalides, cadre idéal pour cela, y compris pour ceux qui, malheureusement, auront de lourdes séquelles et devront être pris en charge sur le long terme. « Il fallait réfléchir à un modèle qui puisse assurer le fonctionnement de l'INI de manière pérenne, en intégrant cette démographie des anciens combattants », poursuit le médecin général Plotton. Une réflexion qui s'est également portée sur les conditions d'entrée aux Invalides. « Celles-ci vont être un peu modifiées de façon à pouvoir intégrer des patients, des pensionnaires un peu moins handicapés. Jusqu'à maintenant, les conditions étaient très strictes, le taux d'invalidité exigé très élevé (80 %). Notre priorité restera les militaires blessés et les victimes de guerre ou du terrorisme. Cette population bénéficie d'ailleurs du statut d'ayant droit, statut défini par le Code des pensions militaires. Mais il faut penser à s'ouvrir. » Faut-il, oui ou non, intégrer les blessés de la police ? Faut-il modifier les conditions d'admission des victimes d'attentats – d'ores et déjà ayants droit ? Toutes ces pistes sont à l'étude, ouvrant un horizon plus serein à cette chère maison.

Le dernier gros chantier de rénovation de l'Institution remonte aux années 1980. Aujourd'hui se dessine l'INI des années 2020 et au-delà, avec des travaux conséquents voués à s'étaler sur six ans. La certification de l'établissement vient d'être obtenue pour cinq ans. De généreux donateurs ont permis l'installation de l'un des complexes de radiographie les plus modernes de Paris. Enfin, la prise en charge d'un nombre croissant de personnes blessées au niveau des membres doit aller de pair avec le développement de l'appareillage. Le Centre d'études et de recherche sur l'appareillage des handicapés (CERAH) va donc être intégré à l'INI (il existe déjà une antenne sur place, mais le siège était jusqu'alors à Créteil). Aujourd'hui, la prothèse n'est plus faite pour suppléer un membre amputé, mais pour suppléer une fonction, ce qui est un peu différent. L'idée, c'est de pouvoir refaire certaines choses : courir, marcher, prendre un objet avec la main, etc.

« L'enjeu, c'est bien entendu de fournir la meilleure prothèse possible aux jeunes adultes amputés (souvent très actifs et sportifs), mais c'est aussi de les suivre dans le temps. La prothèse vit avec le patient : il faut donc sans cesse l'adapter, notamment du point de vue technologique. En effet, les prothèses d'aujourd'hui sont très élaborées, dotées de multiples microprocesseurs. » Et le CERAH possède, dans ce domaine, une grande expertise.

Le bâtiment sud – dans lequel se trouvent actuellement la direction de l'INI et différents bureaux administratifs – s'apprête à être entièrement rénové, afin d'accueillir une unité de 20 lits, unité destinée aux blessés en état de stress post-traumatique (ESPT). Elle comptera, en plus de toutes les installations nécessaires, des lits d'hébergement pour les proches, mais aussi pour les blessés soignés en hôpital de jour qui viennent de loin. Ce service, très attendu, sera le premier en France entièrement consacré aux « blessures invisibles », sujet longtemps tabou dans l'armée. Aujourd'hui, on ne néglige plus ce syndrome décrit depuis l'Antiquité, syndrome qui résulte d'un événement traumatisant, au cours duquel la personne a été confrontée à l'éventualité de sa propre mort ou de celle d'autrui.

Cauchemars, flash-back, reviviscences : voici les principaux symptômes de ce trouble, qui peut se manifester des années après le traumatisme. Environ 75 % des militaires français atteints d'un SPT quittent l'armée. Un chiffre qui prend d'autant plus de relief quand on sait que deux tiers des blessés physiques reprennent, eux, leur vie régimentaire. Il s'agit là d'un véritable casse-tête pour l'armée. Par mesure de précaution, le Service de santé des armées, mobilisé sur cette question du stress post-traumatique et du soutien mental, a déjà créé des sas de décompression à Chypre (pour les soldats de retour d'Afghanistan ou du Mali) et à Dakar (retour de Centrafrique). Mais, pour ce qui est du long terme, le nouveau service des Invalides sera à la manœuvre.

« Nous allons, en corrélation avec les hôpitaux de Percy et Bégin, créer *ex nihilo* des équipes de psychiatres et de psychologues, grâce à l'expertise des services de santé », poursuit le directeur de l'INI. L'ouverture de ce service d'ESPT permettra donc de modifier le ratio civils/militaires, en accueillant un peu plus de ces derniers. « Ces derniers temps, il y a moins de militaires blessés, surtout si nous comparons la situation à ce que nous avons connu au moment de l'Afghanistan. Mais on ne peut faire aucune prédiction. Nous vivons dans un monde incertain, dans lequel un grand nombre de fous se promènent, sans foi ni loi. »

Et du côté des pensionnaires ? Pour eux, rien ne changera : « Ils auront toujours de bonnes conditions de prise en charge ; nous sommes très attentifs à nos anciens. Il faut à tout prix préserver leur espace : ils ne doivent pas avoir l'impression de vivre dans un hôpital. Ils sont avant tout chez eux. Pour les hospitalisés, en revanche, il y aura quelques changements : ils auront des chambres rénovées et plus spacieuses, avec une télévision qui fonctionne ! Tous les lits seront regroupés au premier étage, où nous pourrons, par la suite, également transférer l'ensemble du service de chirurgie, avec des équipes susceptibles d'intervenir à la fois chez les hospitalisés et chez les pensionnaires. » Quand on parle de chirurgie aux Invalides, on parle d'un domaine très spécialisé, dans lequel l'Institution possède un grand savoir-faire : la chirurgie des escarres. Elle concerne ces patients paraplégiques que l'on peut voir allongés sur le ventre, position qu'ils doivent tenir pendant quarante à soixante jours, le temps de cicatriser... « Le bloc de chirurgie des Invalides dédié aux escarres n'étant pas suffisamment utilisé, il a été décidé que les opérations seraient réalisées à Percy ou à Garches, mais que le suivi postopératoire, ainsi que la gestion de toutes les complications – neurologiques, psychiques, etc. – liées à ces lésions se feraient à l'INI. »

Plus joyeux : la crèche, qui accueille aujourd'hui 16 enfants, va être rénovée et agrandie... Le personnel, mesurant bien sa chance de disposer d'un tel équipement, est ravi.

La transformation qui s'annonce permettra donc à l'INI de renforcer son action au profit des militaires de la quatrième génération du feu, tout en continuant ses missions historiques de soutien aux anciens combattants et victimes de guerre. « Les responsables, les élus de l'Assemblée et du Sénat, ont bien perçu la nécessité d'avoir un outil comme l'INI. Ils ont compris que les dépenses liées à son fonctionnement (50 millions d'euros sur quatre ans) étaient légitimes. Bien entendu, la transformation doit se faire sur le site actuel, qui a tous les avantages, et qui bénéficie en plus de la présence des autres acteurs : les cellules d'aide aux blessés, les services sociaux, les unités de réinsertion professionnelle, etc. Toutes ces unités participent à la réinsertion des invalides. »

Une fois le projet adopté, il a fallu convaincre – pour le permis de construire – les Monuments historiques, le ministère de la Culture, ainsi que la préfecture de police de Paris. Avec succès, puisque la première pierre de ce nouveau projet d'infrastructure de l'INI a été posée par la ministre des Armées, Mme Florence Parly, le 28 novembre 2018. Longue vie aux Invalides !

29

LE SYNDROME D'ELPÉNOR

Un jour que je discutais avec Sylvain Tesson sur un bateau entre Irlande et Cornouailles, il m'apprit le joli nom de ce qui pouvait avoir causé mon accident : le syndrome d'Elpénor. Elpénor était, dans *L'Odyssée*[1], l'un des compagnons d'Ulysse, « le moins brave au combat, le moins sage au conseil », bref, le plus médiocre, et, pour ne rien arranger, adepte de la dive bouteille ! Victime de Circé la magicienne, Elpénor, ivre, s'endormit sur la terrasse de sa demeure et, réveillé en sursaut à l'heure du départ, se tua en tombant du toit... De nos jours, son prénom désigne un ensemble de symptômes (pas forcément liés à la boisson, soyons précis !) dûment répertoriés dans les manuels de médecine, « dont des comportements semi-automatiques lors d'un réveil incomplet, après un sommeil profond ». Et voilà comment rhabiller élégamment une fort triviale chute nocturne dans un escalier... Chute qui m'aura mise

1. Lire *Un été avec Homère*, Sylvain Tesson, Les Équateurs, 2018.

à quai sept mois, et permis de faire connaissance avec d'autres vies. Je ne suis pas allée à leur rencontre : le jeu des circonstances et du hasard a fait qu'elles se sont imposées à moi. Je n'ai demandé aucune confession : je me suis juste contentée de mettre bout à bout nos discussions, avec leurs limites et le tumulte de leurs silences. « Le poids de mes souvenirs rend mon expérience incommunicable », expliquait déjà le poète Joë Bousquet, paralysé à l'âge de 21 ans par une balle allemande, et vivant depuis reclus, prisonnier de sa chambre et des vapeurs d'opium. Pourtant, jamais le « mutilé de Carcassonne », dont la chair était devenue verbe, ne cessera d'écrire.

Je n'ai pas poussé toutes les portes des Invalides, je suis certainement passée à côté de personnalités remarquables, et je n'ai pas raconté toutes les histoires. J'aurais aimé assister aux courses de fauteuils roulants opposant, dans les années 1980, les anciens d'Algérie et d'Indochine, pariant sur les meilleurs chronos. « Autrefois, la garde à l'étendard partait faire la fête le soir », raconte Robert Gauthier, ancien parachutiste et responsable des moyens généraux. « Ils avaient 40 ans, de l'argent, et ils finissaient souvent au commissariat du 7e ! On m'appelait pour me prévenir, et on partait les chercher... »

J'aurais aimé être là lorsque ce pensionnaire facétieux se mêla un jour à une délégation iranienne en visite aux Invalides, et en profita pour disparaître, prenant le bus avec eux... On le retrouvera à l'entrée de Paris... J'aurais aimé faire parler certaines figures, aujourd'hui disparues ou hélas trop fatiguées, comme Jean-Marie Heyrend, décédé en 2005, un mécanicien de Metz au destin inouï. Son histoire absolument stupéfiante m'a été racontée par l'ancien gouverneur Hervé Gobilliard : tour à tour enrôlé par les services secrets britanniques, envoyé sur le front de l'Est dans la Waffen-SS en tant que « malgré-nous », membre du réseau de renseignements du colonel Rémy, puis de celui du maquis de Seine-et-Oise, arrêté, torturé... Après une ultime évasion, il rejoindra les troupes américaines, à Berchtesgaden. À l'issue de cette guerre, Jean-Marie Heyrend, alias « Coty » et « Swanson », deviendra compagnon de la Libération, officier de la Légion d'honneur et commandeur de l'ordre national du Mérite. Il pourra également se targuer d'avoir été décoré de la croix de fer par les Allemands, du Distinguished Service Order par les Anglais, et de la Legion of Merit par les Américains ! Ce héros, qui aimait aussi les voitures et les femmes, passera la fin de sa vie aux Invalides. La veille de sa mort, l'épouse du gouverneur, présente à son chevet, lui demandera : « Que puis-je faire pour vous ? » La réponse fusera : « Venir dans mon lit ! »

J'attends mon père au Foyer. Tout est paisible autour de nous. Et puis les portes automatiques s'ouvrent, laissant passer Jérémie, « des Hauts-de-France, gente dame », Rekia, toujours entourée et pleine d'allant, les deux Geoffrey – l'un en fauteuil, victime d'un dramatique coup de crampon lors d'un match de rugby à Djibouti, où il se trouvait en mission ; l'autre, le plus jeune, blessé par un engin explosif au Mali, et qui conserve dans son téléphone les photos de son véhicule en train de sauter –, et, enfin, leur aîné à tous, Joseph Lardy qui vient, comme chaque jour, prendre sans hâte son café au bar. On me l'avait dit et répété : Joseph Lardy, c'est la mémoire des Invalides. Ce pensionnaire chevronné, qui en est à son 11e gouverneur, a célébré ses soixante ans de maison en février 2019. Évidemment, personne ne rêve de passer sa vie aux Invalides. Mais si les circonstances vous y ont poussé, et si vous y avez trouvé une seconde famille...

Deux mois avant la fin de son service militaire en Algérie, le soldat de première classe Lardy, du 5e groupe de chasseurs à pied, reçoit une balle dans la moelle épinière au cours d'une embuscade. «Je n'ai pas suffisamment baissé les oreilles», sourit ce colosse désormais paraplégique, toujours tiré à quatre épingles et évitant soigneusement tout apitoiement. «Je suis entré aux Invalides le 25 février 1959. J'allais avoir 23 ans. Je ne savais pas ce que j'allais devenir, mais j'avais le moral. Le personnel était gentil, il faisait le maximum.» Toute sa vie s'est déroulée au sein de l'Institution. Joseph Lardy possède pourtant un appartement du côté de la place d'Italie, appartement dans lequel il s'est longtemps rendu le week-end pour profiter de ses proches, lui qui a neuf frères et sœurs. Mais sa vraie maison se trouve aux Invalides...

«On jouait aux cartes, on buvait un peu ou beaucoup. Il y avait autrefois une bande de légionnaires assez remuants: il leur arrivait de cacher quelques bières sous le lit, et une ou deux bouteilles d'apéritif au Foyer, mais tout cela s'est arrêté», confie-t-il sans regrets excessifs. «On refaisait la guerre à la salle à manger... Aujourd'hui, les jeunes ont des distractions que nous n'avions pas: nous, on n'avait rien. Juste un téléphone au Foyer. Si l'on avait une urgence, on allait au bureau de l'infirmière, on lui demandait un numéro, et voilà.» Longtemps, Joseph a pu conduire sa voiture[I], calant lui-même son fauteuil à l'arrière. Il partait

I. Les Invalides aident les pensionnaires, handicapés ou non, qui souhaitent passer le permis de conduire. Un véhicule à double commande, garé au parking, est d'ailleurs disponible: des tests peuvent être effectués en

alors se promener sur les Champs-Élysées, en toute liberté. « Bien sûr que j'ai un sentiment de gâchis, mais cela concerne les politiques, pas l'armée. Ce sont eux qui n'ont rien anticipé. »

Joseph – très en forme en dépit de son infirmité – poursuit le cours tranquille de sa vie cabossée, observant l'arrivée des nouveaux avec curiosité et bienveillance. Geneviève de Galard, Jean Lartéguy, Jacques Pihouée : il les a tous connus. Y compris Roger Gouze, le beau-frère de François Mitterrand : « Il est resté à l'hôpital au moins quatre ou cinq ans. Lorsque la Sécurité sociale s'enquérait de son sort, le médecin chef lui faisait son bon de sortie... Mais, ensuite, il téléphonait à sa sœur, qui appelait Jacques Chirac, et il était prolongé ! Personne ne pouvait rien y faire. » Joseph Lardy sourit, lui qui en a tant vu...

Quelque temps avant mon accident, mon mari et moi avions rallié l'Atlantique au Pacifique en train, en commençant par le fameux « tire-bouchon » entre Quiberon-Auray, puis Auray-Paris, puis le Paris-Moscou du jeudi à 18 h 58, au départ de la gare de l'Est, avant l'échappée belle de 9 288 kilomètres et sept fuseaux horaires à bord du Transsibérien. Nous avions conclu cette ample virée d'automne sur les quais de Vladivostok, fredonnant *Tulipe noire*[I], une magnifique chanson d'Alexandre Rozenbaum, en compagnie d'un vétéran de l'Afghanistan s'accompagnant à la guitare. Le contenu du chapeau n'avait ce jour-là

compagnie d'un ergothérapeute dans l'enceinte même de l'Institution, et un partenariat a été mis en place avec une auto-école du quartier.

I. « Tulipe noire » était le surnom donné à l'Antonov chargé de ramener au pays les cercueils des soldats russes morts en Afghanistan. Chanteur et poète reconnu, Alexandre Rozenbaum en a tiré une chanson émouvante, chanson que connaissent tous les anciens soldats de l'Armée rouge.

pas dû beaucoup aider celui qui avait perdu sa jambe dans les années 1980 du côté de la vallée du Panshir. Sergueï n'était probablement pas au courant de l'existence d'un lieu tel que les Invalides, ni même que Catherine II et le tsar Pierre Ier en admiraient les principes...

L'été finissant sous les tilleuls, il m'est souvent arrivé, durant ma convalescence, de m'asseoir au bout du jardin de l'Intendant et de réfléchir au sort de ces courageux « estropiés », jeunes ou vieux, civils ou militaires, aux soins de la Providence tapie dans nos vies, à l'impermanence des choses, ou encore au fil ténu qui relie tous les hommes entre eux.

Il m'a fallu du temps pour apercevoir la sculpture en bronze, à la fois statue et fontaine, qui se trouve non loin. Baptisée *La Parole portée*, elle a été commandée par SOS Attentats, une association de victimes du terrorisme dissoute en 2008, et représente une femme décapitée, la tête entre les mains, mais dont les paroles continuent à sortir de la bouche. Françoise Rudetzki, à l'époque présidente de l'association, est encore souvent présente à l'INI. En 1998, lors de la première cérémonie d'hommage aux victimes organisée aux Invalides, l'ex-otage au Liban Jean-Paul Kauffmann avait eu ces mots : « La sculpture de Nicolas Alquin nous rappelle le caractère évident, éternel, éclatant de cette vérité : on ne fait pas taire un homme en le supprimant. La tête porte la parole au-delà de la mort [...]. Les bourreaux ont été de tout temps des gens naïfs. Au départ, ils ne mesurent pas que ces morts-là vont être terriblement vivants. Ils ne tardent pas à s'apercevoir que leurs victimes parlent, qu'elles pensent, qu'elles jugent, qu'elles agissent, qu'elles accusent. Et de manière autrement plus efficace que nous savons le faire, nous, pauvres vivants. »

Même si l'hôtel des Invalides n'est pas la panacée et s'il n'est réservé qu'à un tout petit nombre, il a l'immense mérite d'être et de durer. Louis XIV, qui avait fait de l'armée l'un des instruments de sa gloire, a nourri une réelle sollicitude à l'égard de ses soldats blessés. Au point d'avoir une dernière pensée pour eux dans son testament: « Entre tous les établissements que nous avons faits dans le cours de notre règne, il n'y en a point qui soit plus utile à l'État que celui de l'hôtel royal des Invalides. [...] toutes sortes de motifs doivent engager le Dauphin et tous les autres rois, nos successeurs, à lui accorder une protection particulière; nous les y exhortons autant qu'il est en notre pouvoir[I]. » Désormais, cet « ailleurs en plein Paris », ce lieu de compassion, de fraternité et d'apaisement a franchi le cap du XXIe siècle.

De grands soldats et d'honnêtes politiques lui ont donné un avenir. Au-delà des traces corporelles inexpugnables, mes compagnons de route durant ces quelques mois sont tous d'accord pour dire qu'une grâce particulière perdure à l'ombre du dôme. Lorsque je les vois, le cœur serré, en train de faire rouler leur fauteuil, de jongler avec leurs cannes anglaises, à la fois si forts et si vulnérables, me revient en mémoire cet inoubliable graffiti déniché sur un parapet, le long d'un quai de Saint-Louis du Sénégal:

« Le crayon de Dieu n'a pas de gomme. »

I. Testament de Louis XIV, mentionné dans *Histoire de l'hôtel royal des Invalides depuis sa fondation jusqu'à nos jours*, Auguste Solare, Hachette Livre, 2016.

TABLE DES MATIÈRES

MIXTE
Papier issu de sources responsables
FSC® C003309

Les papiers utilisés dans cet ouvrage
sont issus de forêts responsablement gérées.

Imprimé en France par CPI
N° d'édition : M06361/01. – N° d'impression : 155996